イラストでわかる

シーン別

うつの人にはこう見えている

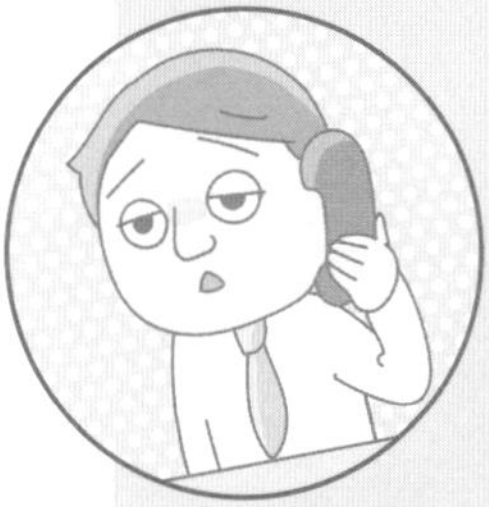

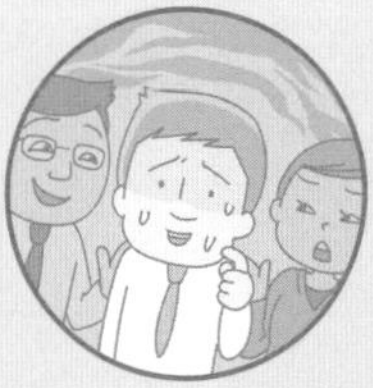

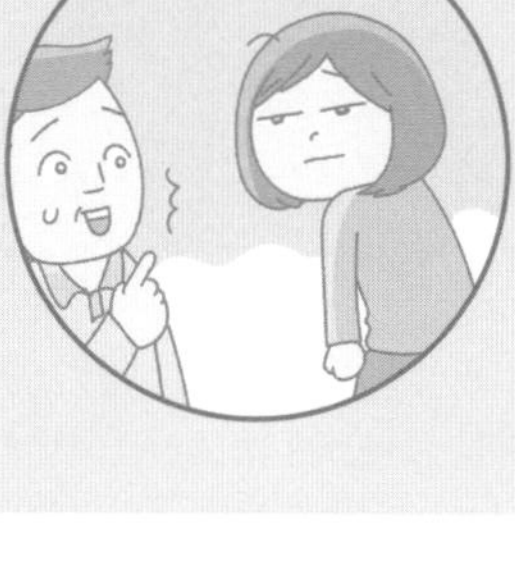

監修 下園壮太

はじめに

うつはつらいものです。死にたい気持ちが生じることもあります。私は自分自身もうつになった経験があり、かつカウンセラーとして多くのうつの人の復活のお手伝いをしてきました。また、不幸にも自死でお亡くなりになった方の生前の様子をお聞きし、残された人をケアする活動にも、４００件以上関わってきました。

うつに関する情報はたくさんあります。ほとんどが、うつ病の専門家である精神科医が発信したものです。ところが、実際にはうつになっても、それに気づかず受診もせずに、うつをしのいでしまった方もたくさんいるのです。私は、社会で生活している方をサポートしていますので、受診する方を対象としている医師とは少し違う見解を持っています。

そんな私から見ると、うつから比較的順調に回復する人と、なかなか回復せず、時には悪化する人がいますが、その差は、医療を活用するか以外に、本人がうつにどう対処しているか（例えば、飲酒でごまかす、仕事を休まない……）と、周囲がどう理解・対応しているか、が大きい要素だと思います。

本書では、そのうち「周囲の理解」に焦点を当てて解説しようと思います。というのも、うつというのは、本人にも周囲にもとても分かりにくいものだからです。そのわかりにくさは、「うつ病の苦しさの質は普通の人の悩みと同じ。ただ、強度が全く違う」という特質によるものです。普通の人は、「その悩みなら、自分なら耐える、あるいはこう対処する」と考えます。ところが、うつの人にとっては、全く違う強度の苦しさなので、「全く理解してくれないし、見当違いの激励や指導をされる」と感じ、とても苦しくなるのです。

そこで本書では、うつの人の反応が周囲の人にはこう見える、周囲の反応がうつの人にはこう見える、という違いをイラストを交えてわかりやすく紹介し、皆さんのうつに対する理解を促進していただきたいと思います。

本書でもう一つ意識していることは、診断名は治療内容にこだわりすぎないことです。うつからの回復には数か月から数年レベルの時間がかかります。とにかく長いのです。長くなると、どうしても「治らないのは今の対処、今の治療が間違っているのでは……」と考え始めます。巷にあふれているうつ関連の情報がこの不安をさらに煽ります。

私もいろいろな医師とお付き合いしましたが、日本のほとんどの医師は誠実で優秀です。また、うつへの対処はそんな複雑なものではないので、どの医師でもあまり変わらないのです。ですから私たちは、インターネットの情報に踊らされることなく、医師を信じてついていけばいいのです。

実は私たち当事者にとって、診断名や薬について考えるよりずっと大切なことがあります。それは、環境を整え、きちんと休養することです。周囲が診断名や薬にこだわっていると、本人も不安になり、落ち着いて休養できません。極論すると、どんなに良い医師にかかっていても休養できない人はうつが悪化するし、休養さえできていれば、医療を活用しなくてもうつから回復する人も少なくないのです。

本書が、本人、そして家族をはじめとした周囲の皆さんの「うつの理解」に少しでも役立てば幸いです。

下園壮太

イラストでわかる シーン別 うつの人にはこう見えている――目次

第1章

うつって何？

第2章 「いつもと何かが違う……？」家族編

第3章

「最近どうしたんだアイツ……」職場編

第4章 うつとの付き合い方

第5章

うつの波を乗り越えて強くなる

第1章

うつって何？

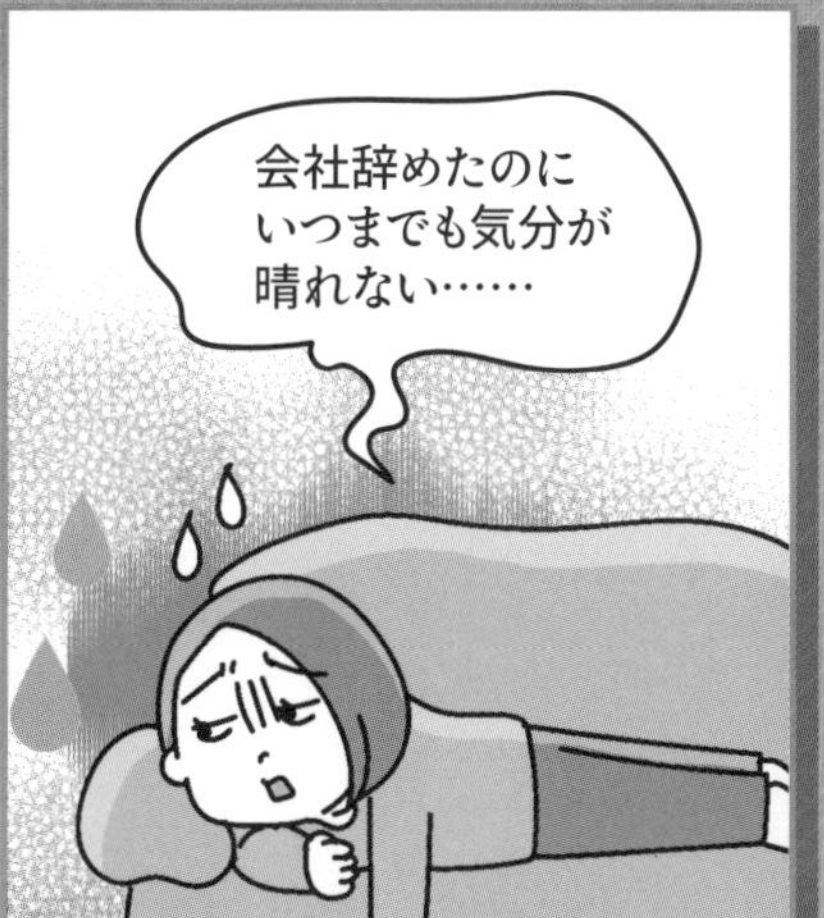

うつって何？

ひどく気分が落ち込んでしまう、心の病気

うつ病とは、その名のとおり、ひどい気分の落ち込み＝抑うつ状態を大きな特徴とする心の病気のひとつです。

日々を生きていれば気分が落ち込むことは誰にでもありますが、つらいことがあったり失敗したり大きなストレスにさらされたりしても、通常は時間が経ったりストレスなどの元がなくなってしまえば、気分はまた上向きます。ところがうつ病の場合、抑うつ状態が長期間にわたって続き、落ち込む原因になったものごとが解決したり時間が経過したりしても気分が晴れるどころか、どんどん悪化することが多く、仕事や日常生活に支障が出るほどになってしまいます。何日か休んでストレスを発散すれば元に戻る……などというものではなく、医師などの専門家による治療が必要となることもあるのです。

厚生労働省が3年ごとに行っている「患者調査」によれば、うつをはじめとする「気分障害」の総患者数は令和2年の時点で169万3千人です。この患者数はうつ病だけでなく、双極性障害（躁

うつ病）を含む気分障害全体のものですが、平成29年の１２４万６千人から大幅に増えていま す。ちなみに同じ調査で、令和２年にがんにかかった人は94万５千人であり、うつをはじめとする心の病気が特別でも珍しくもないということがよくわかるはずです。

双極性障害をはじめとして、抑うつ状態が見られる病気はうつ病だけではありません。精神科などの医療機関では、さまざまな検査が行われ、病的な気分の落ち込みが他の病気によるものではない、とはっきりしたときに、初めてうつ病という診断になります。

うつによる気分の落ち込みは、病気の症状のひとつです。気の持ちようで克服できるようなものでもなければ、心の弱い人がかかる病気でもないのです。ましてや怠けているわけでもありません。

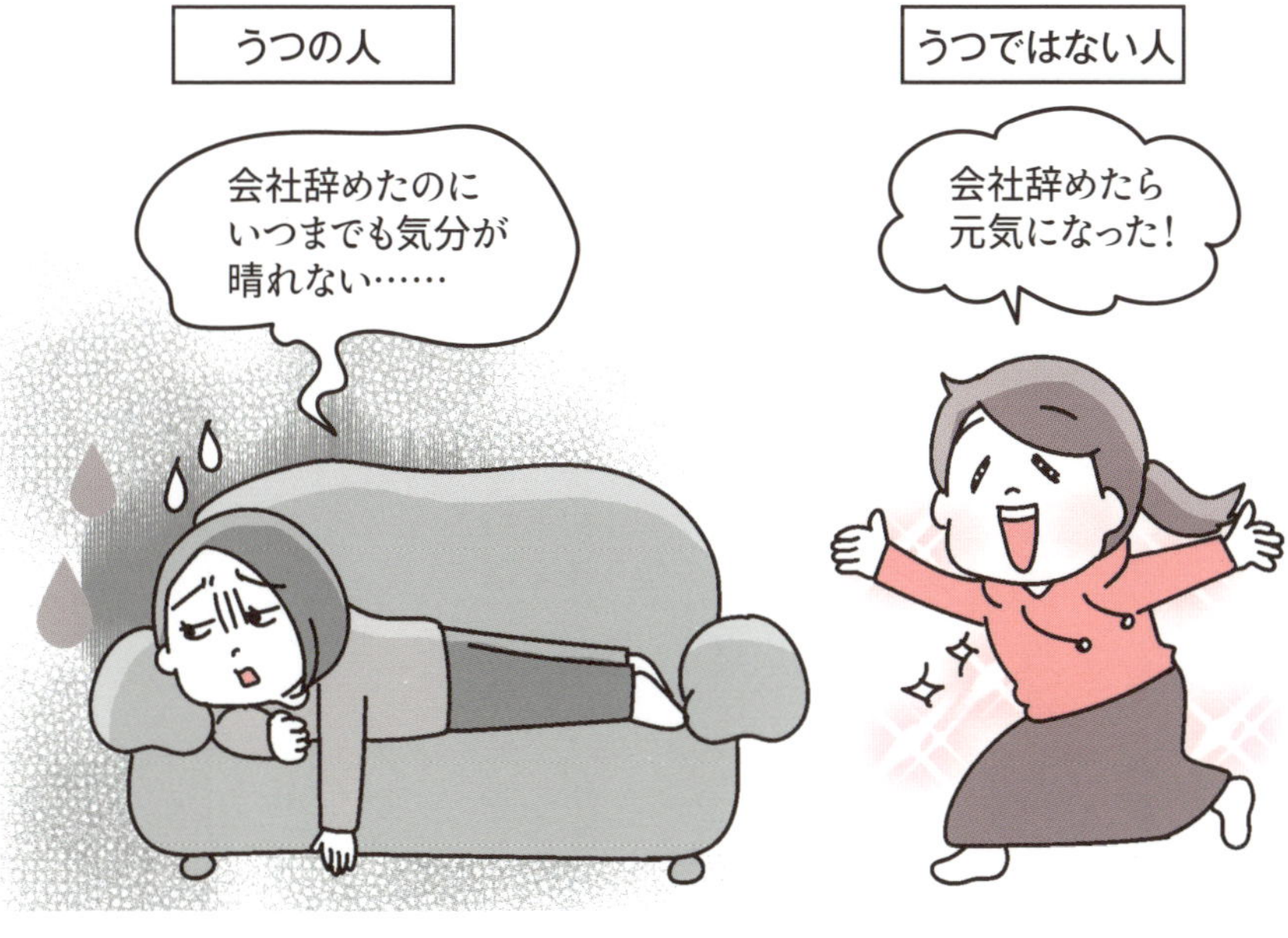
うつの人
会社辞めたのにいつまでも気分が晴れない……
うつではない人
会社辞めたら元気になった！

うつの症状

心の病気だけど症状は体にも

うつについて一時期「心の風邪」という言い方がよく使われたことがありました。確かに当てはまらないこともありません。風邪を引くとくしゃみ、鼻水、咳、発熱など、さまざまな症状が出ます。うつの場合も人によっていろいろな症状が出るのです。

それらのひとつに、まず気分の極端な落ち込み＝抑うつ状態があります。以前なら楽しめていたことにも心が動かず、頑張っていた仕事にも思うように取り組めません。そしてそのことで、「何もできなくなってしまった」「自分はもうダメだ」という無力感が強くなります。

「何もできない」という無力感は、一方で強い不安を引き起こします。将来について不必要なまでに不安に思ったり、過去の出来事を悔やんだりしてしまうのです。「なんとかしなければ」という焦りも強くなりますが、焦るばかりで適切な対処ができません。

また、自責の念も強くなります。病気のせいで、「自分は役に立たない人間だ」「自分のせいで周りに迷惑がかかっている」という思い込みが過度に強くなってしまうのです。

　一方で、怒りっぽくなったりイライラすることが増える人もいます。対人関係を嫌い、人を避けるようになることも少なくありません。

　そして、自分を否定したりするあまり、希死念慮（自殺願望）が生じる人も少なくありません。自殺を考えないまでも、自暴自棄になって会社を辞めたり、退学したりする人もいます。

　うつは心の病気ですが、脳が上手く働かないために体にもさまざまな症状が現れます。不眠、食欲不振、極度の疲労感や倦怠感、思考力や判断力の低下などが見られることもあるのです。体が重くてどうしても起きられず、寝てばかりいる……というのもうつの人にはよく見られますが、それだけでなく、肩こりや頭痛、腰痛や腹痛、蕁麻疹、そして歯痛やめまいなど、一見うつとは関係なさそうな症状が、実はうつによるものだった、ということも珍しくありません。

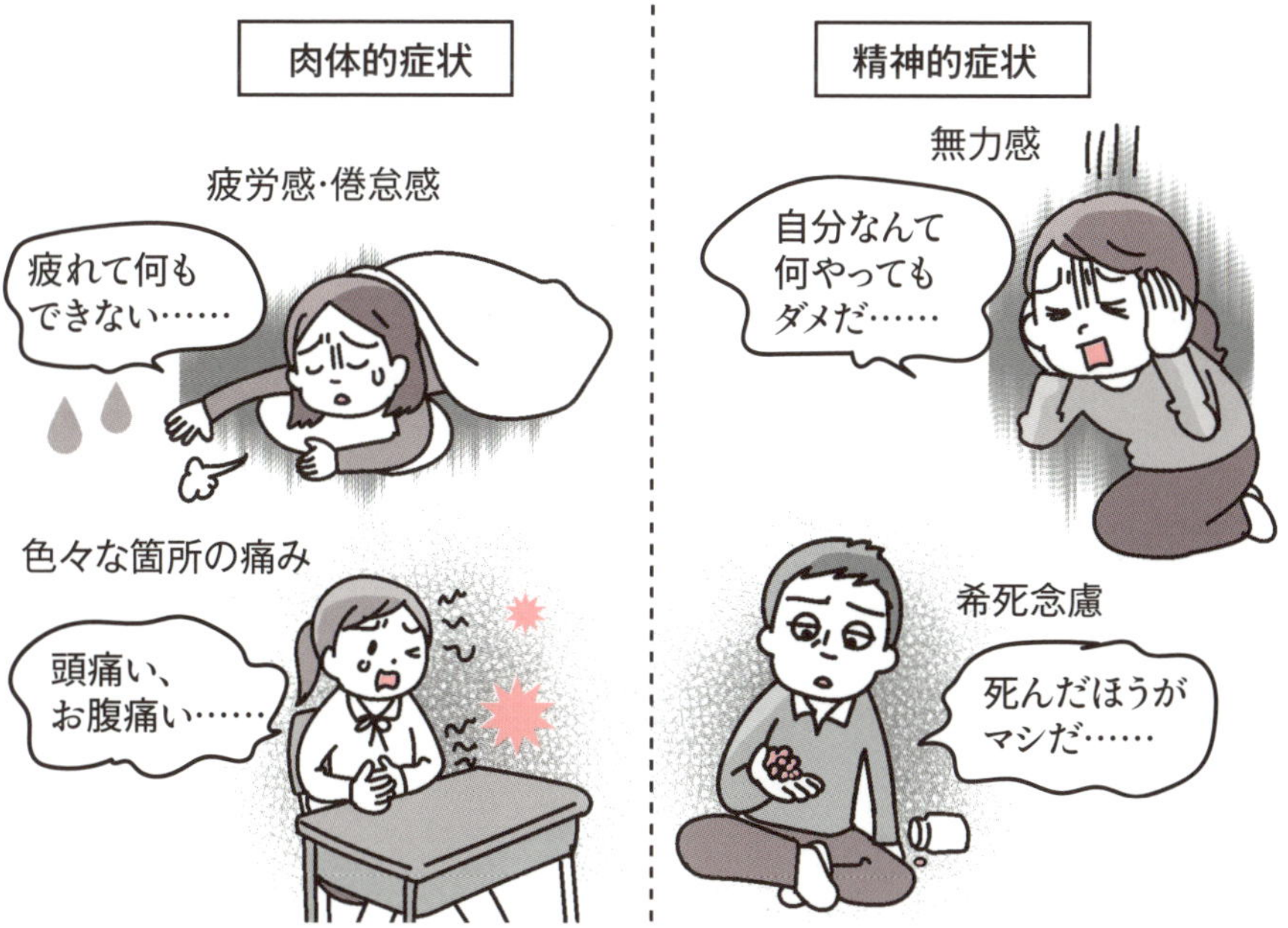
肉体的症状
疲労感・倦怠感
疲れて何もできない……
色々な箇所の痛み
頭痛い、お腹痛い……
精神的症状
無力感
自分なんて何やってもダメだ……
希死念慮
死んだほうがマシだ……

▲このほか、精神的症状に不安感、自責の念、対人恐怖・イライラなどが出ることも。

うつは脳内物質のバランスが崩れた状態

脳が不調なら心も体も不調になる

うつは心の病気です。そして心というのは、脳の働きのひとつと言うことができます。脳の働きのすべてを解明することができれば、将来うつ病になるのを防げるようになったり、すぐに治療できるようになったりするかもしれません。しかし、現時点では脳のメカニズムのすべてが解明されているわけではなく、なぜ・どのようにしてうつ病になるのかも完全にはわかっていません。しかし、これまでの研究によって、うつが「脳内物質のバランスが崩れた状態」であることは明らかになっています。

たとえば、人間は強いストレスにさらされると、偏桃体という部分が反応し、ストレスに適応しようとして、視床下部に指令を出します。すると視床下部は体の中の自律神経系や内分泌系に指令を伝えるのです。指令を受けた内分泌系では副腎がアドレナリン、ノルアドレナリン、コルチゾールなどの「ストレスホルモン」を分泌して、ストレスをやわらげたり、代謝を活性化させたりすることでストレスのある状態を乗り切ろうとします。

人間の脳や体がもつこれらの働きは、本来は一時的なものです。ところが今の世の中では、多くの人がストレスにさらされ続けています。すると偏桃体～視床下部はいつまでもストレスに対処し続けなければならなくなり、ストレスホルモンを出し続けてしまうのです。

そして、ストレスに対処しようとする体内の働きは、とても多くのエネルギーを必要とします。一時的なものであるはずのそのような働きがいつまでも続けば、体はやがて疲れ果ててしまいますし、自律神経系や内分泌系、さらに視床下部の調子もおかしくなってしまうのです。

視床下部は大脳辺縁系と並んで、快・不快などの「情動」を司っています。視床下部が不調になれば、心の動きも鈍くなりますし、体をコントロールする脳の働きが悪くなれば、体にもさまざまな症状が出るわけです。

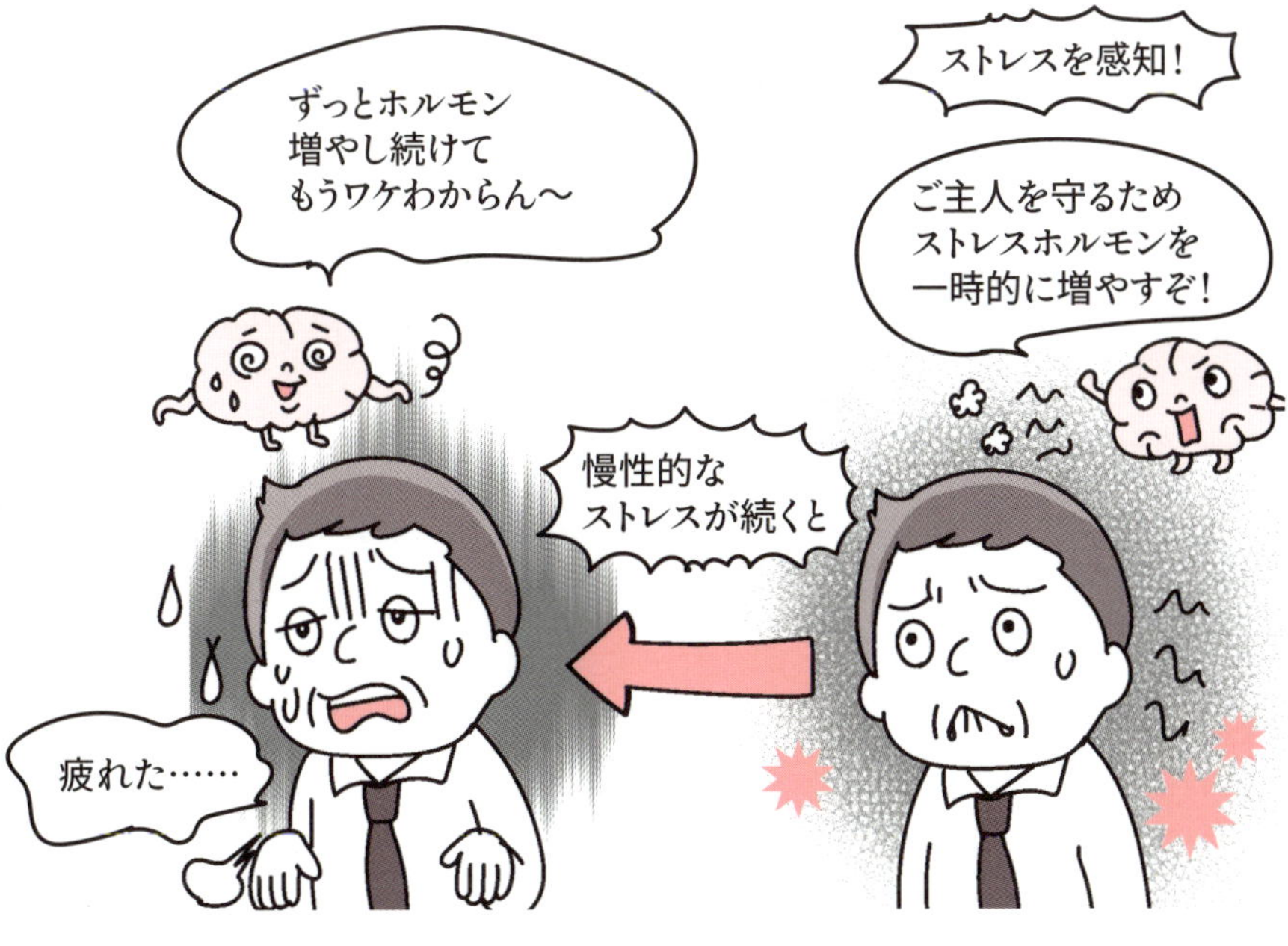
ストレスを感知！
ご主人を守るため
ストレスホルモンを
一時的に増やすぞ！
慢性的な
ストレスが続くと
ずっとホルモン
増やし続けて
もうワケわからん～
疲れた……

うつの段階

うつは知らないうちに徐々に悪化し、少しずつ回復する

うつは風邪と違い、かなりの長い期間をかけて知らないうちに徐々に悪化し、回復にも数か月、時には数年かかるのがふつうです。ここでは大まかに5段階に分けて説明しましょう。

まず第1段階では、気分の落ち込みなどが見られることもありますが、この時点ではむしろ頭痛や腰痛、肩こりや不眠、食欲不振など、体の不調が見られることが多く、そのため本人も周囲も最初はうつ病を疑ったりしないことが少なくありません。不眠が始まり、食欲が落ちて栄養も十分でないため、頭が回らない感じになります。テレビや動画を観ていても内容が頭に入ってこなかったりすることもあり、自分でも少し変だなと感じ始めます。

第2段階では体の不調はさらにひどくなり、仕事や日常生活に支障が出るようになります。そのために自信をなくし、無力感が強まり、自分を責めるようになる人が多いのがこの時期です。この時点で「死んでしまいたい」と考えるようになる人も少なくありません。一方で、この頃はまだ必死に頑張ってどうにかしようとしたり、周囲に心配をかけまいとしたりする人も多く、周りの人が

本人の大変さに気付けないということがよくあります。

第3段階では抑うつ状態が誰の目にもはっきりとわかるようになります。ベッドから起き上がることすら困難になることも珍しくはなく、多くの人が休職して家で療養したり入院したりしている、どん底の時期とも言えるでしょう。死にたい気持ちも強くなりがちです。

第4段階は、入院治療や家での休養の効果が表れて、少しずつ回復が進む時期（回復期）です。しかしまだまだ苦しく、体が少し動くようになったことで自殺願望を実行に移してしまう人もいるため、要注意でもあります。

そして第5段階はリハビリの時期です。体調はかなり回復していますが、ここで焦って仕事や元の生活に戻ろうとすると、再び悪化してしまうこともあり、焦りは禁物と言えます。

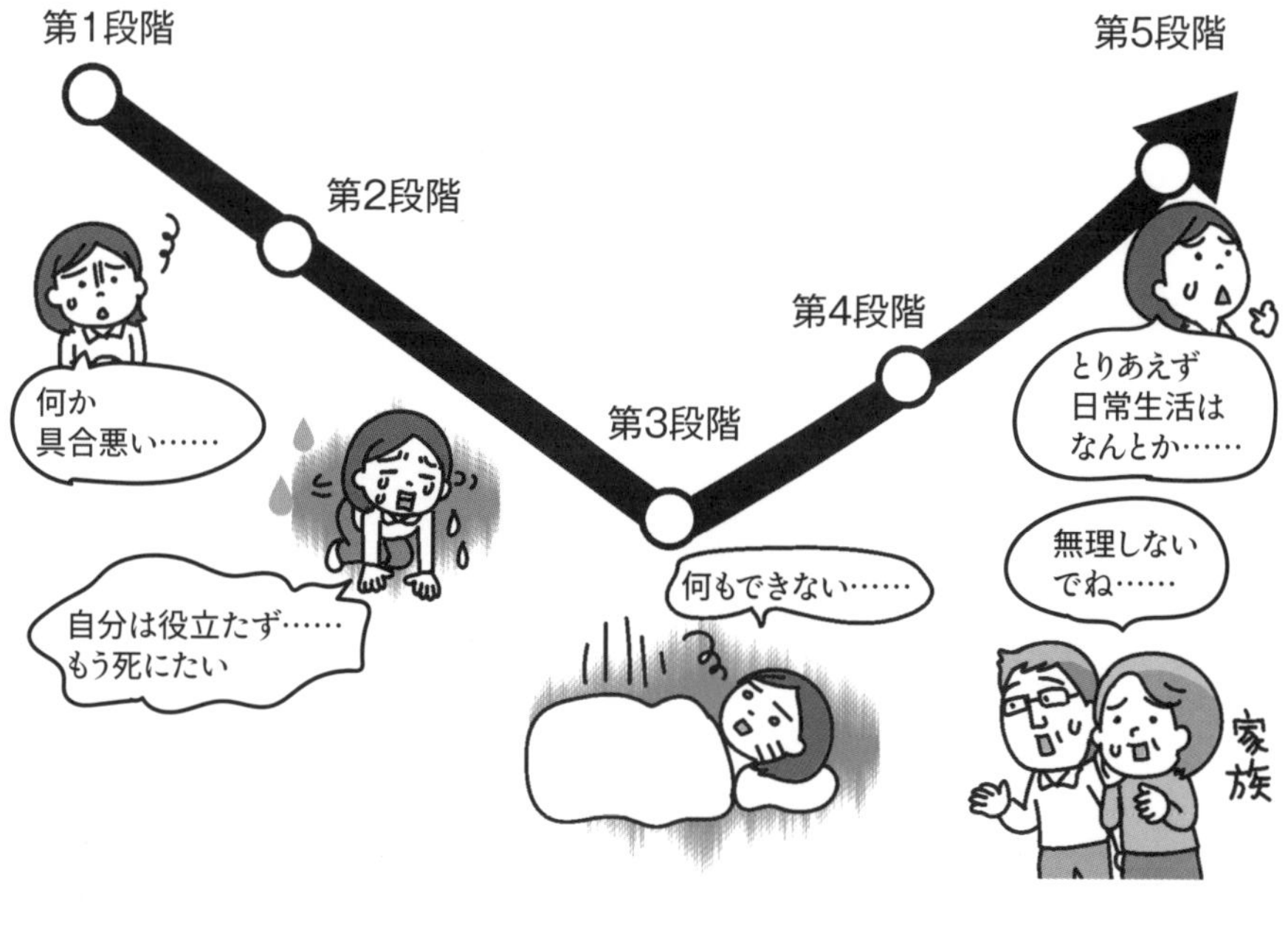

色んなうつがある？

色んな「見え方」のうつがある

本書では「はじめに」で触れたようにうつ病、うつ状態（抑うつ状態）などの診断名などにこだわらず、多くの場合、これらをまとめて「うつ」と表現します。うつは人によって症状の出方や、悪化や回復の具合などは本当にさまざまです。そのため色んな通称がありますが、その特徴を紹介しておきましょう。職場でのストレスからうつを発症する人は増えていますが、その中には職場で明るく振る舞っているように見えながら、家に帰ると抑うつ状態に陥るタイプの人もいます。仮面うつ、微笑みうつなどと呼ばれます。責任感の強い人に多く、少なくとも職場ではうつの症状がわかりづらいため、いつの間にかひどく悪化してしまっていることも少なくありません。

高齢者のうつでは、もの忘れが極度に多くなったりするなど、症状が認知症とよく似ているため、認知症と誤診されることがよくあります。認知症だと思われていた人が実はうつだったとわかり、投薬治療ですっかり元気になった、というケースもあるのです。

女性は女性ホルモンの乱れにより、どの年代でもうつを発症する人が男性より多い傾向が見られます。出産後の「産後うつ」や、閉経の前後に発症する「更年期うつ」などは、女性特有と言えるでしょう。

そして、最近増えているのが「非定型うつ病」（「新型うつ」「現代型うつ」）と呼ばれるタイプです。このタイプは若い人に多く見られ、たとえば職場ではうつの症状が強く出てしまうのに、遊びに行くことはできたりするため、「怠けているだけ」と思われてしまうことが少なくありません。また、うつを発症すると自分を責めることが多い一方で、非定型うつでは他人を責める「他責志向」が見られることがあり、周囲とトラブルになってしまうことがあります。

しかし、非定型うつの場合でも、症状が強く出ているときには朝起きられなかったり、体が重くてまったく動けなかったりと、苦しさは通常のうつと変わりありません。

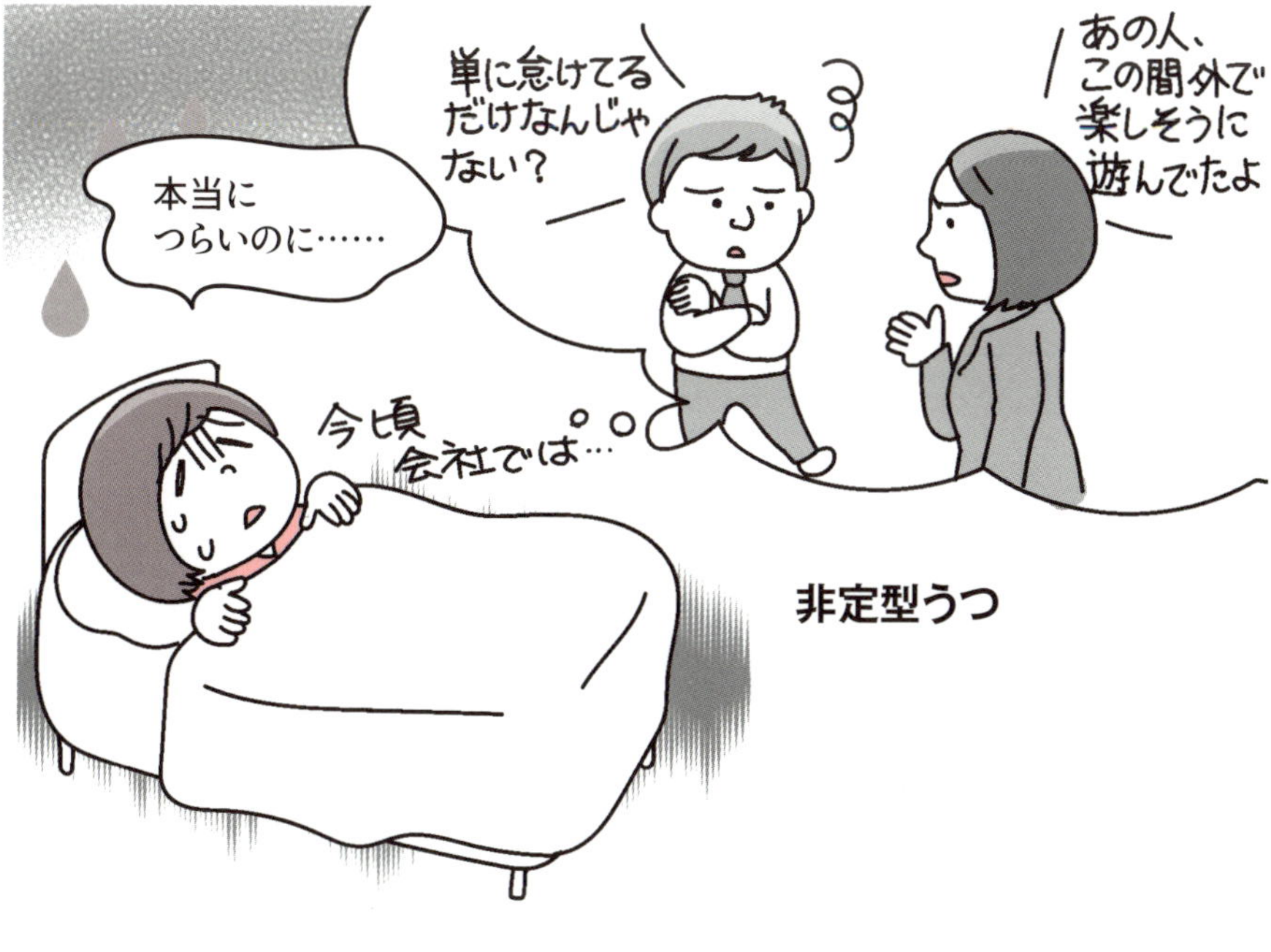
あの人、この間外で楽しそうに遊んでたよ
単に怠けてるだけなんじゃない？
本当につらいのに……
今頃会社では…

非定型うつ

どうしてうつになるの？ 性格？

メンタルが強くてもうつ病になる

うつを発症した人について、「あいつはメンタルが弱いから」「うつなんて気の持ちようだ」などという人が、今でも少なからずいます。そのような人はうつ病のことを、性格や考え方などと結び付けて考えているわけです。

実際、これまでに出ているうつに関する本でも、「真面目で完璧主義、几帳面で責任感の強い人ほどうつ病になりやすい」と書いてあることは多かったのです。

しかし現実には、気が強く、思いをため込まずに何でもストレートに主張するような「メンタルが強い」と見られているような人、あるいは周囲から「ちゃらんぽらんな人」ぐらいに思われているような、およそ真面目には見えないタイプの楽天家など、あらゆる性格・あらゆるタイプの人がうつになっています。

むしろ、メンタルが強いと言われるような人は、ストレスやダメージに対して心や体が出しているさまざまなサインに自分で気付きにくいということがあります。

そして、その状態のままなんでもない顔で働き続けて、ある日突然心が折れてしまい、いきなりひどいうつ状態に陥ってしまう……ということも決して珍しくはないのです。そのような人ほど危ないということもできるでしょう。

　では、いったいなぜ人はうつになるのでしょう。まだ医学・社会学的には、はっきりと解明されてはいませんが、監修者の下園は、現代人がうつになるのは、環境の変化、気苦労などにより、心身の疲労が蓄積したからだと考えています。

　ですから、性格に関係なく誰でもうつになりうるし、うつになっても休息することでほとんどの人が回復するのです。

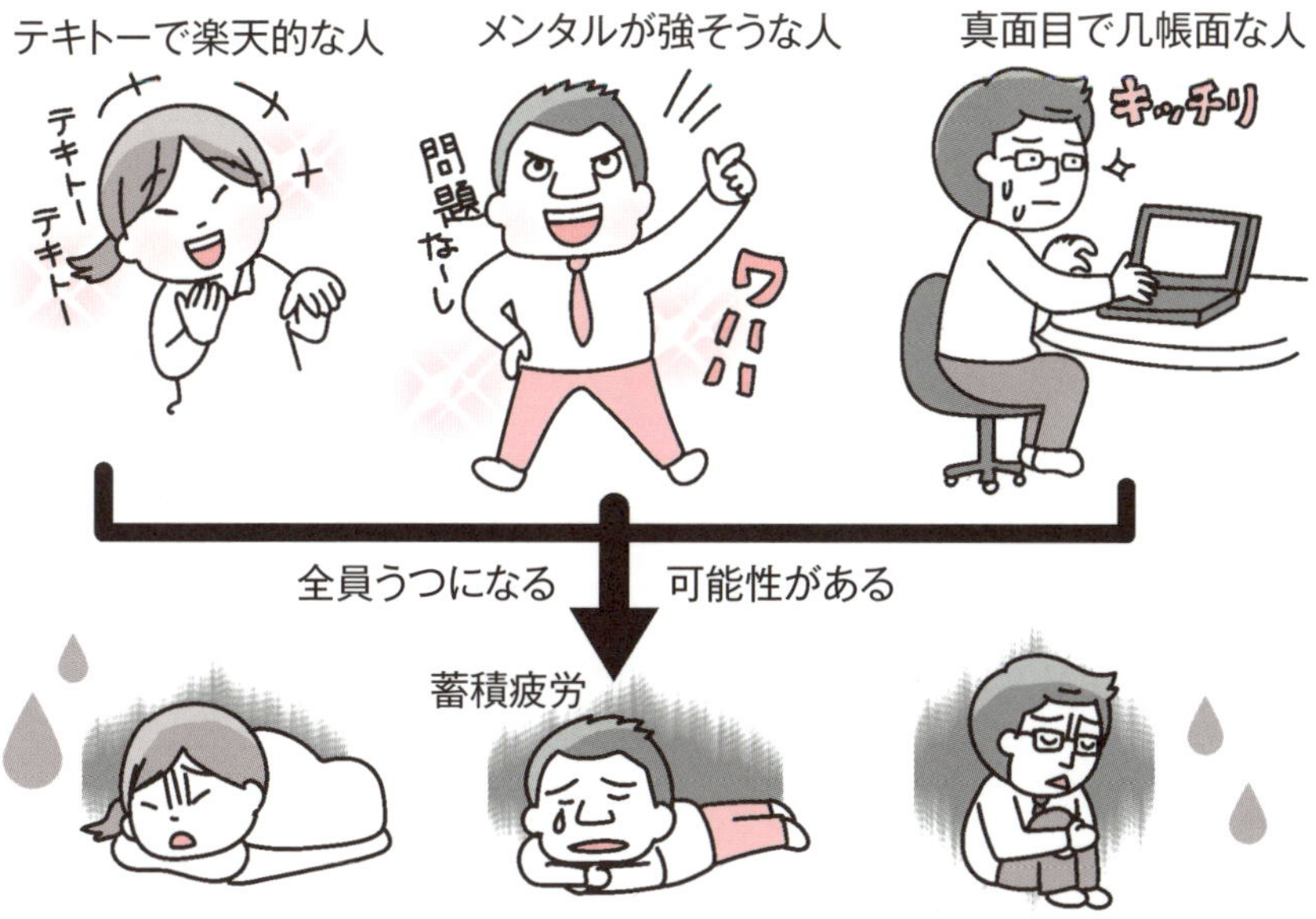
テキトーで楽天的な人
メンタルが強そうな人
真面目で几帳面な人
テキトー
テキトー
テキトー
問題なーし
ワハハ
キッチリ
全員うつになる可能性がある
蓄積疲労

うつの人の心のプロセス

つらい日々もいつかは抜け出せる

精神的な不調を自覚したり、日常生活に支障が出るようになって、医師から「うつ病でしょう」と診断された人は、多くが仕事を休んだりして、休養・療養の日々が始まります。そして診断を受けてからも、心にはいろいろなことが浮かんでくるものです。

うつ病だという診断が出た時点で、それを認めたくない気持ちが強く出る人は少なくありません。「自分はうつ病なのかもしれない」と思って診断を受けた人でも、いざ診断が出るとそのように思ってしまうのです。がんなどの大きな病気の告知を受けたとき、受け入れられずに取り乱す人がいますが、うつの診断にも大きなショックを受ける人は多くいます。一方で、はっきりと病名を告げられたことで安心する人も多いのです。

家で療養する場合、ほとんどの人が通院以外は家で過ごすことになります。このときに、自分が社会的な立ち位置を失ってしまった、とがっかりする人は少なくありません。自分が「○○社の××係長」などではなく、何者でもない「患者の××さん」になってしまったと感じてしまうからです。

この頃に、ネガティブな考えに悩まされる人が多くいます。うつの原因である蓄積疲労は、休んでもすぐには回復しません。抗うつ剤などの効果も劇的に表れるわけではありませんし、仕事にも行けず、職場の人たちや家族に申し訳ない、このまま元に戻れないのではないか、役に立たない自分はこの世に必要とされていない、生きていてもしょうがない……などという考えが次々に浮かんできてしまうのです。また、一人暮らしの人や、家族が仕事などで家を空けていることが多い人などは、寂しさにも悩まされることになります。

しかし、仕事や忙しい日常から離れて心と体を休めることを辛抱強く続けていると、落ち込んでいた気分は少しずつ上向いていきます。医師や専門家などの意見を信頼し、焦らずによく休むことが最も重要です。

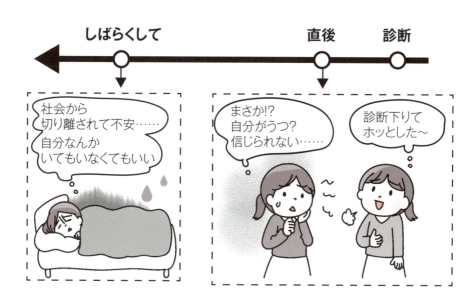

うつの人が陥りやすい思考パターン

負の思考の積み重ねで自殺に走ることも

心の病気でよく見られるのが、「認知のゆがみ」です。ものごとに対する感じ方にゆがみがあって、普通なら考えないような思考パターンに走ってしまうことがよくあります。

それらの思考パターンのひとつとして、まず強固な「思い込み・決めつけ」があります。自分の考え方を絶対視して、なんでも判断しようとします。うつのときにはその判断がひどく偏ってしまっていることも多いのですが、そんなことには考えが及びません。

また、「べき思考」も極度に強くなります。何ごとにも「こうあるべきだ」「こうでなくてはならない」と思い込み、そうできない自分を思い悩み、自信を失うのです。

そして「二極思考」があります。ものごとをなんでも白か黒か、0か100かで考えてしまい、その中間の落としどころに思いいたらなくなってしまうのです。

それらが行きつくところは「自責・自己批判」です。上手く行かないこと、できないことで自分を責めます。中には自分ではどうにもできないような社会的な問題さえ「自分のせいだ」と思い込む人もいたりして、厄介です。

未来に対する予想が常に悪い方にばかり向かってしまう「負の先読み」もあります。「上手く行かないかもしれない」ではなく「きっと上手く行かない」という根拠のない思い込みで、不安や絶望ばかりが強くなるのです。

相手の態度や言動を悪い方に受け取りがちな「負の深読み」も困りものです。これは通りすがりに肩がぶつかったとき、ほとんど自動的に相手が悪意を持っていると考えてしまう「敵意帰属バイアス」にも近いものがあります。

このような思考パターンに陥るのは、うつのせいです。しかし本人はそのことに気付きません。決めつけ・べき思考・二極思考が過度の自責に向かうと、希死念慮（自殺願望）につながることも多く、自分を限界まで追い詰めてしまう前に休養や適切な治療が必要です。

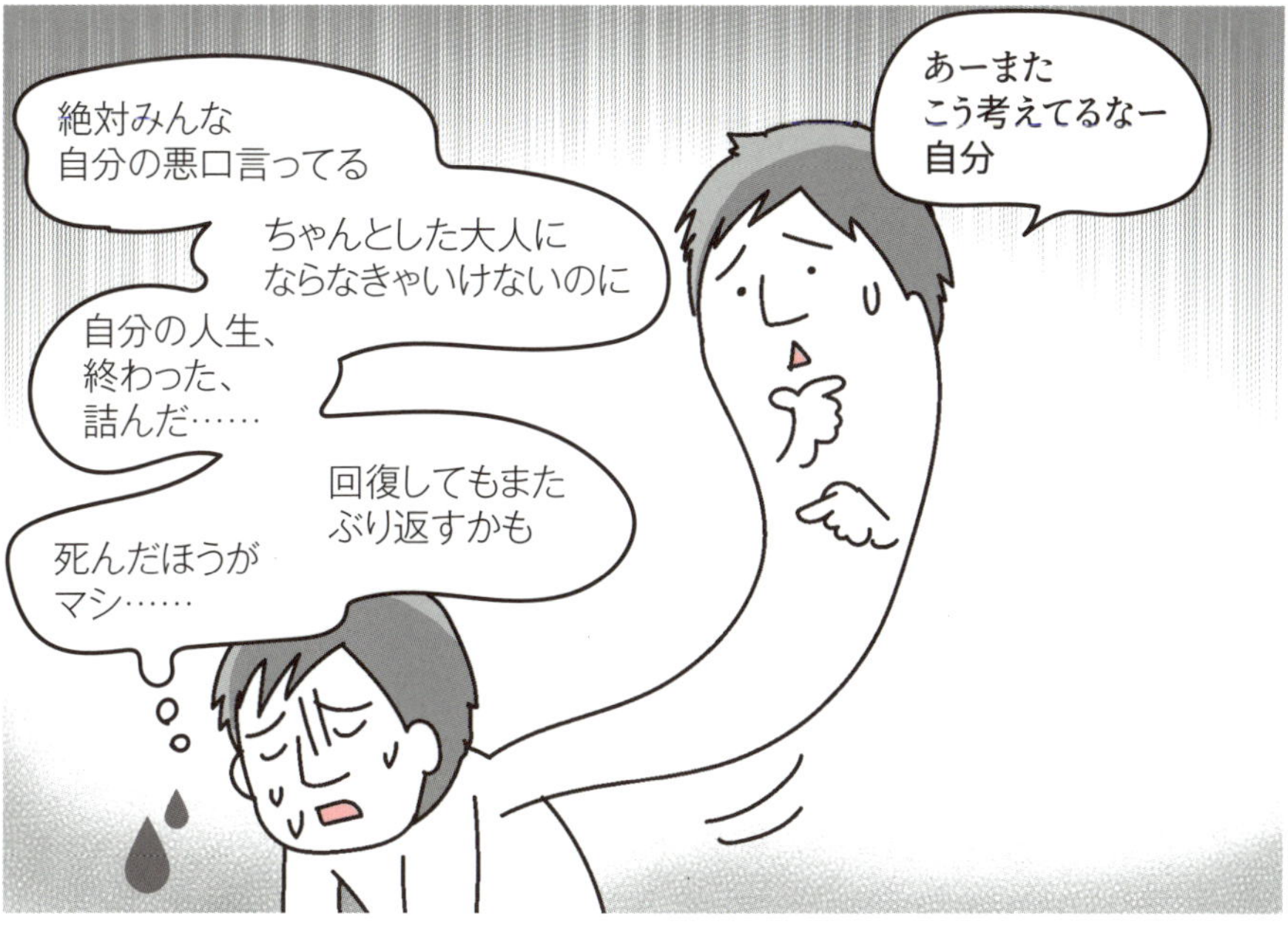
絶対みんな
自分の悪口言ってる
ちゃんとした大人に
ならなきゃいけないのに
自分の人生、
終わった、
詰んだ……
回復してもまた
ぶり返すかも
死んだほうが
マシ……
あーまた
こう考えてるなー
自分

もしかして「うつ」かも？
本人用チェックリスト

あなたがうつかどうかを判定するチェックリストです。下記の項目を見て当てはまる項目の数でうつ度を判定してみましょう。

■本人用

体		行動	
不眠、悪夢		お酒・たばこが増える	
頭痛、頭が重い		SNSの時間が増える	
肩こり、腰痛、関節痛		ゲームの時間が増える	
吐き気、嘔吐		筋トレなどに異常にこだわる	
食欲の増減（体重の増減）		仕事を休もうとしない	
疲れやすい		自傷行為、危険行為をしている	
腹痛、下痢、便秘		本、文章がすらすら読めない	
めまい、耳鳴り		外に出たくなくなる（引きこもる）	

心（感じ方・考え方）		人間関係	
意欲の低下		人を避ける	
楽しいと感じない		些細な言動が気になる	
自分は人としてダメだと思う		人の目が気になる	
自分には何の取りえも能力もないと思う		他人が許せず非難して、そのあと落ち込む	
少しのことでイライラする		嘘をついてその場を取り繕う	
何事もおっくう、だるい		居場所がないように感じる	
生きていても意味がないと感じる		（親の場合）子どもがかわいくないと感じる	
この状態から抜け出せそうもない		自分には理解者が一人もいないと感じる	

5項目未満
少し過敏になっているかもしれません。とにかくつらいことから少し距離をとってみてください。

10項目未満
疲れがたまってきているようです。つらいと感じることから距離をとり、しばらく休んでみてください。睡眠をしっかりとると、復活しやすいです。

10項目以上
疲れがひどくなっており、単なる休養ではなかなか改善しない状況です。思考も偏ってきているので、ぜひメンタルヘルスのサービスを活用して、今の状態に必要な対処を教えてもらってください。

もしかして「うつ」かも？
周囲の人用チェックリスト

周りの人がうつかどうかを判定するチェックリストです。下記の項目を見て当てはまる項目の数でうつ度を判定してみましょう。

■周りの人用

体		行動	
食欲の低下		忘れ物の増加	
睡眠時間の低下		成績・業績の悪化	
忘れ物の増加		集中力が低下する小さな事故、ミスが増える	
成績の悪化		引きこもる時間の増加	
小さな事故、ミス		清潔面に気を使えなくなる	
爪を噛む、頭をかきむしる、大声を出す		趣味や異性に興味がなくなる	
通院の増加		家事・育児をしなくなる	
治療の中断		自傷行為、危険行為をする	

心（感じ方・考え方）		人間関係	
些細なことを気にする		アドバイスを受け付けなくなる	
不安が強い		相談しなくなる	
自信を失っている		日常会話を避ける	
やたらに自分を責める		笑顔が減る	
良い成果を素直に受け入れない		嘘が多くなる	
死にたい、消えたいと発言する		トラブルが多くなる	
溜息が増える		愚痴、恨みや妬みが多くなる	
泣くことが増える		暴力をふるう	

5項目未満
少し過敏になっているかもしれません。とにかくつらいことから少し距離を置けるようにしてあげてください。

10項目未満
疲れがたまってきているようです。つらいと感じることから距離を置けるようにしてあげて休むように促してみてください。睡眠をしっかりとると、復活しやすいです。

10項目以上
疲れがひどくなっており、単なる休養ではなかなか改善しない状況です。思考も偏ってきているので、ぜひメンタルヘルスのサービスを一緒に探して、今の状態に必要な対処を教えてもらってください。

＊注意事項
このリストは、単に項目の数をチェックしただけです。一つの項目でも「程度」が深刻なら、できるだけ早めに専門家の意見を聞くべきです。本人にサービスを受ける意思がない場合、家族がアドバイスを求めればよいでしょう。

Column

うつと認知症

脳や心の病気の中には、うつととてもよく似た症状が見られるものがあります。それらはうつとは別の病気であり治療法も異なるので、医師がきちんと見極めてくれます。周囲の人もその違いをある程度知っておくと、医師の診断がより正確になります。

たとえば高齢者の場合、うつと間違われやすいのは認知症です。認知症にもいくつかのタイプがありますが、脳の神経細胞が失われたり働きが低下したりすることで、認知機能に問題が出てきます。認知症の症状の中には、気分の落ち込みや不眠なども含まれます。これらはうつで良く見られる症状であるため、実際には認知症なのに「うつ病では……?」と思われてしまうケースが少なくありません。また、認知症は高齢者だけの病気ではなく、中年期に見られる若年性認知症の場合は、周囲がまずうつを疑ってしまう可能性はさらに高くなります。

一方、高齢者と言えば一般的にはうつよりも先に認知症が疑われることの方が多く、認知症だと思っていたのが実はうつだった……というケースもよくあります。認知症の場合、アルツハイマー型やレビー小体型などタイプにもよりますが、道に迷って家に戻れなくなる、言葉がなかなか出てこなくなり「あー、あれ、あれ」のような言い方が増える、妄想や幻覚が強く出るなど、うつでは見られないような症状も少なくありません。うつにしろ認知症にしろ、高齢の家族などの様子がおかしいと感じたら、なるべく早めに病院を受診してもらう方がよいでしょう。

第2章

「いつもと何かが違う……?」家族編

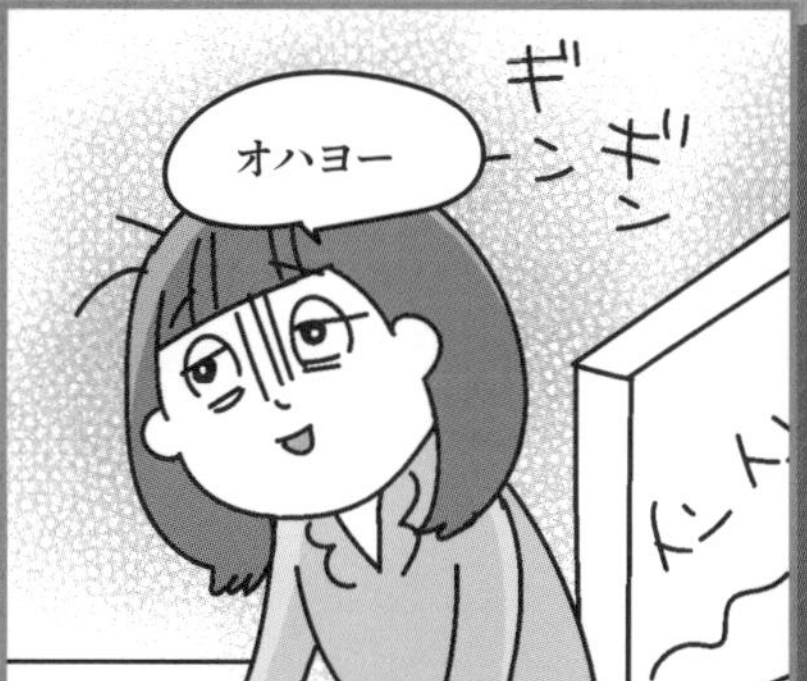

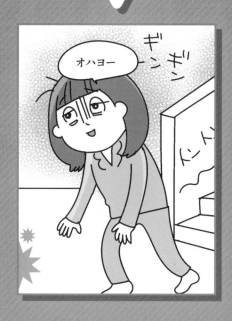

うつと家族

家族だからこそうつのサインに気付くかも

職場では笑顔も見られ、普通に働いているようでいながら、家に帰るとぐったりしてしまい、何もできない……といううつの人がいます。そのような人は、職場では「しっかりしなければ」と気を張って無理に頑張っていても、帰宅すると即ダウン、となってしまうのです。

職場は生活の糧を得たり、社会的な責任を果たしたりするために仕事をする場所、家はプライベートな、日常生活を送る場所です。職場では常に緊張感を持って働いていても、家ではリラックスして過ごす人がほとんどでしょう。

そのため、うつのサインは家庭でのほうが現れやすいものです。家でいきなりぐったりして倦怠感や無気力状態に襲われてしまうのも、うつのサインのひとつです。

また、家族は職場の同僚や上司よりもずっと近い存在です。1日の半分を職場で過ごしているとしても、眠る時間も含む残り半分は家族と一緒に過ごしています。それだけに、うつのサインは家族の目にとまりやすいのです。

一方で現実的には、本人が家族だからこそ弱みを見せたくないし、「大丈夫だ」と不調をひた隠しにする場合も少なくありません。

つまり、家族だから必ず気づくというものではないのですが、もし、気づけたら、本人をサポートしやすくなるのも事実です。そのためにも、家族がうつの本質とその症状をきちんと理解しておきたいものです。

次のページからは、家庭での生活でよく見られるうつの症状（苦しさ、考え方、感じ方、行動など）を紹介します。大切なのは、「やる気がないだけなのでは」「怠けているのでは」という偏った見方で接するのではなく、本人の本当の苦しさを想像してみることです。うつの症状はさまざまで、苦しみ方や進み具合も人それぞれ。次ページ以降の例を参考に、本人のことをよりよく理解できるよう努めましょう。

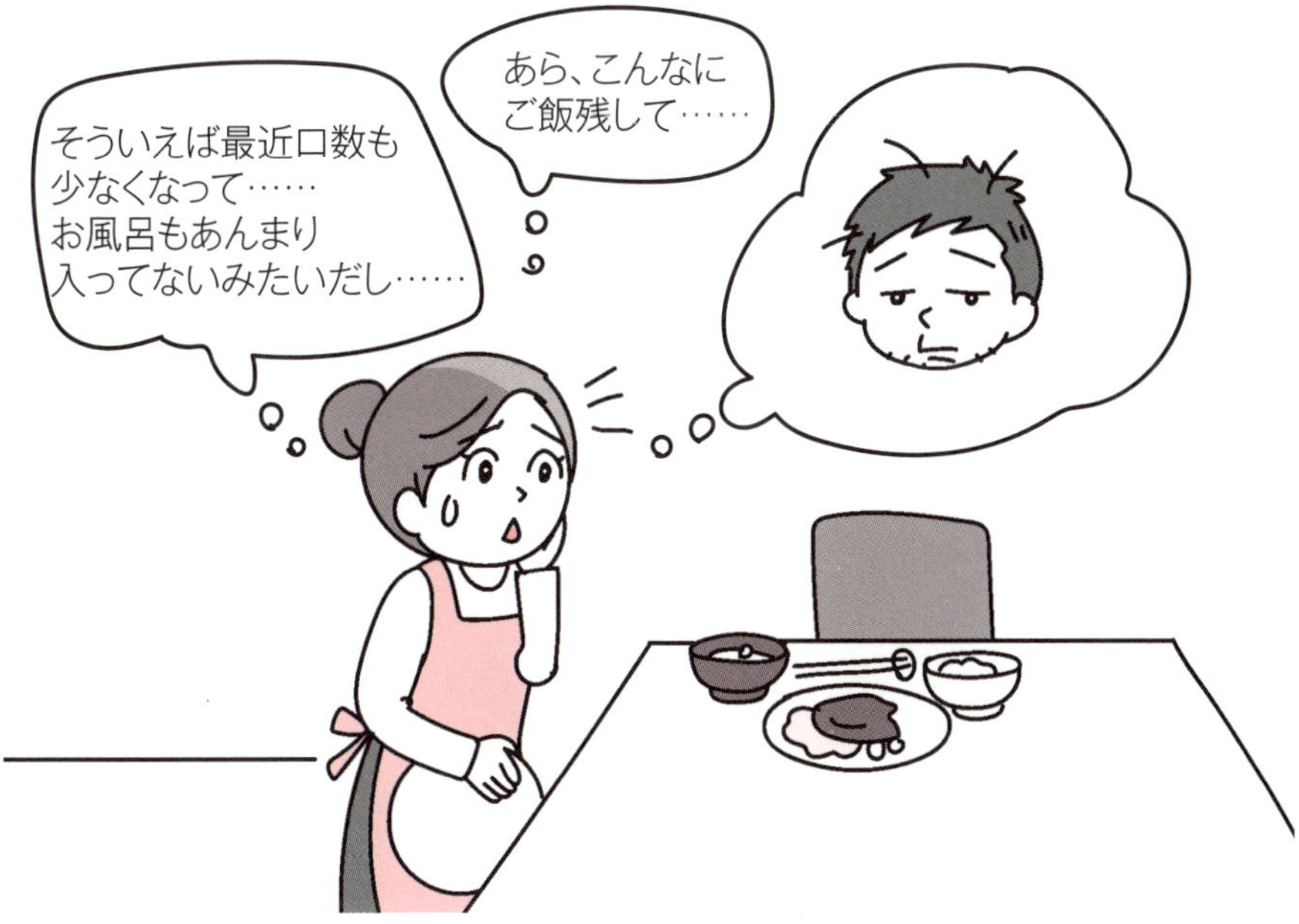
あら、こんなに
ご飯残して……
そういえば最近口数も
少なくなって……
お風呂もあんまり
入ってないみたいだし……

家族

01 常に寝不足感

寝付けない・すぐに目が覚める・眠りが浅い……

うつの初期症状として多く見られるもののひとつに、不眠があります（人によっては眠りすぎてしまうこともありますが）。ベッドに入っても寝付けない、眠っていてもすぐに目が覚めてしまう、また、単純に眠れないだけでなく、眠ってはいるものの、眠りが浅く、夢見も悪いためぐっすり寝た気がしないという睡眠の質の問題も、ここでは含まれます。

また、たとえば寝付けないからといって毎晩お酒を飲むようになり、その量が次第に増えていく……などの二次的な問題が出てくることもあります。お酒を飲み過ぎると眠りが浅くなりやすく、結局十分に休めないので、本当の解決にはならないばかりか、今度はアルコールの問題が出てくることもあるのです。

うつに限らず、日中疲れた様子をしている人には、睡眠に問題を抱えている人が少なくありません。仕事のパフォーマンスにももちろん影響が出ますし、眠れないことでさらにイライラしたり、不安が強くなったりと心の症状に大きく影響したりすることもあります。

周りの人 ➡ うつの人

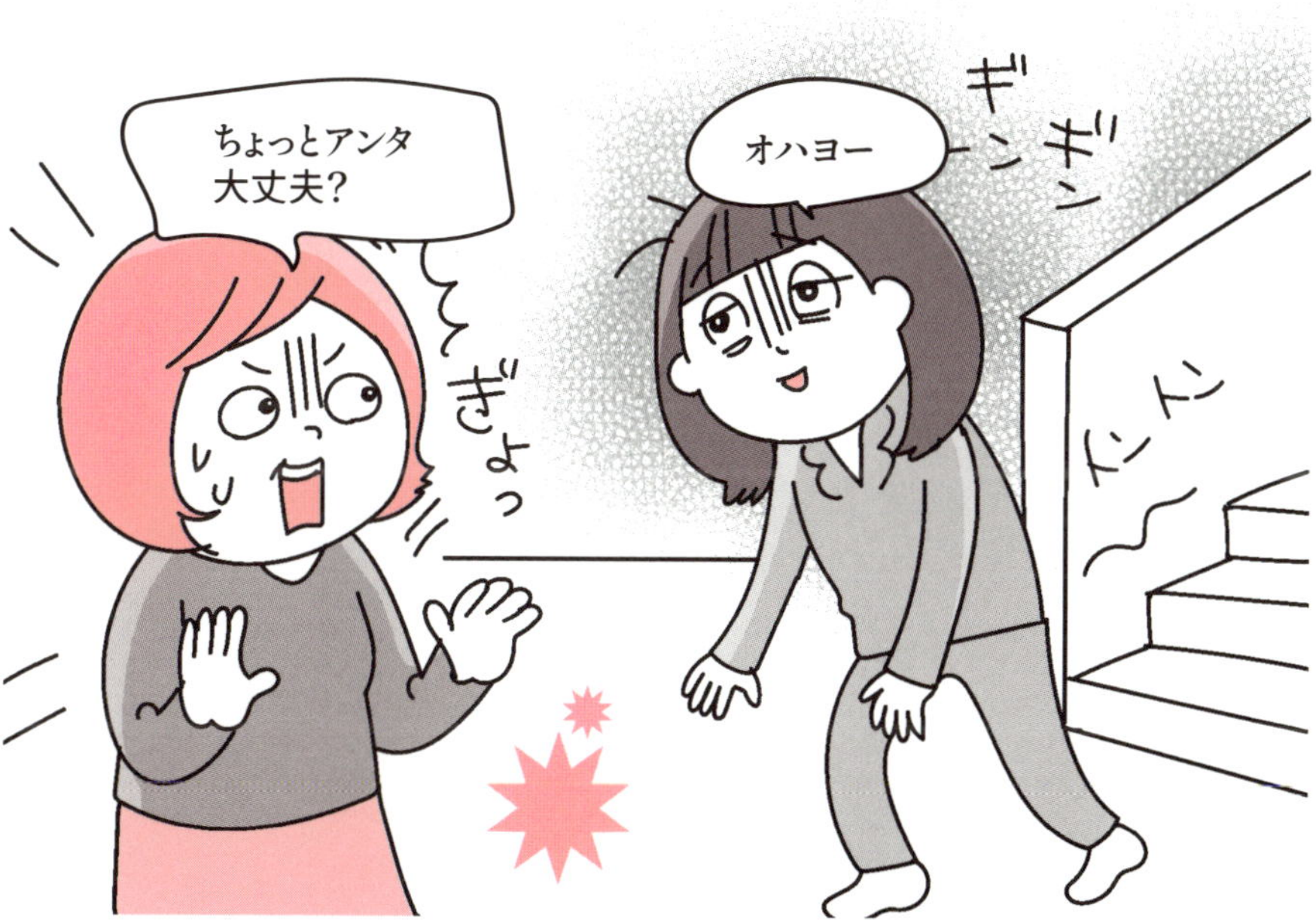
ちょっとアンタ
大丈夫？
ぎょっ
オハヨー
ギンギン
トントン

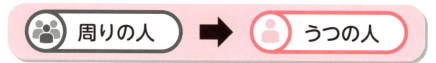

「眠れていない」というのは、周囲から見て比較的わかりやすいものです。一方、「睡眠不足は本人の夜更かしのせい」、と感じられることもあります。本人は、不眠の苦しさを紛らわせるために、ゲームなどをしているだけのこともあるのです。ところが家族からしたら、不摂生が原因で昼夜逆転になり、あるいは結局、寝すぎになってしまっている怠惰な生活を指導（非難）したくなります。

うつの人 → 周り《まわ》の人

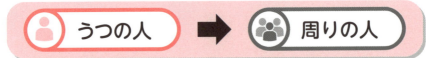

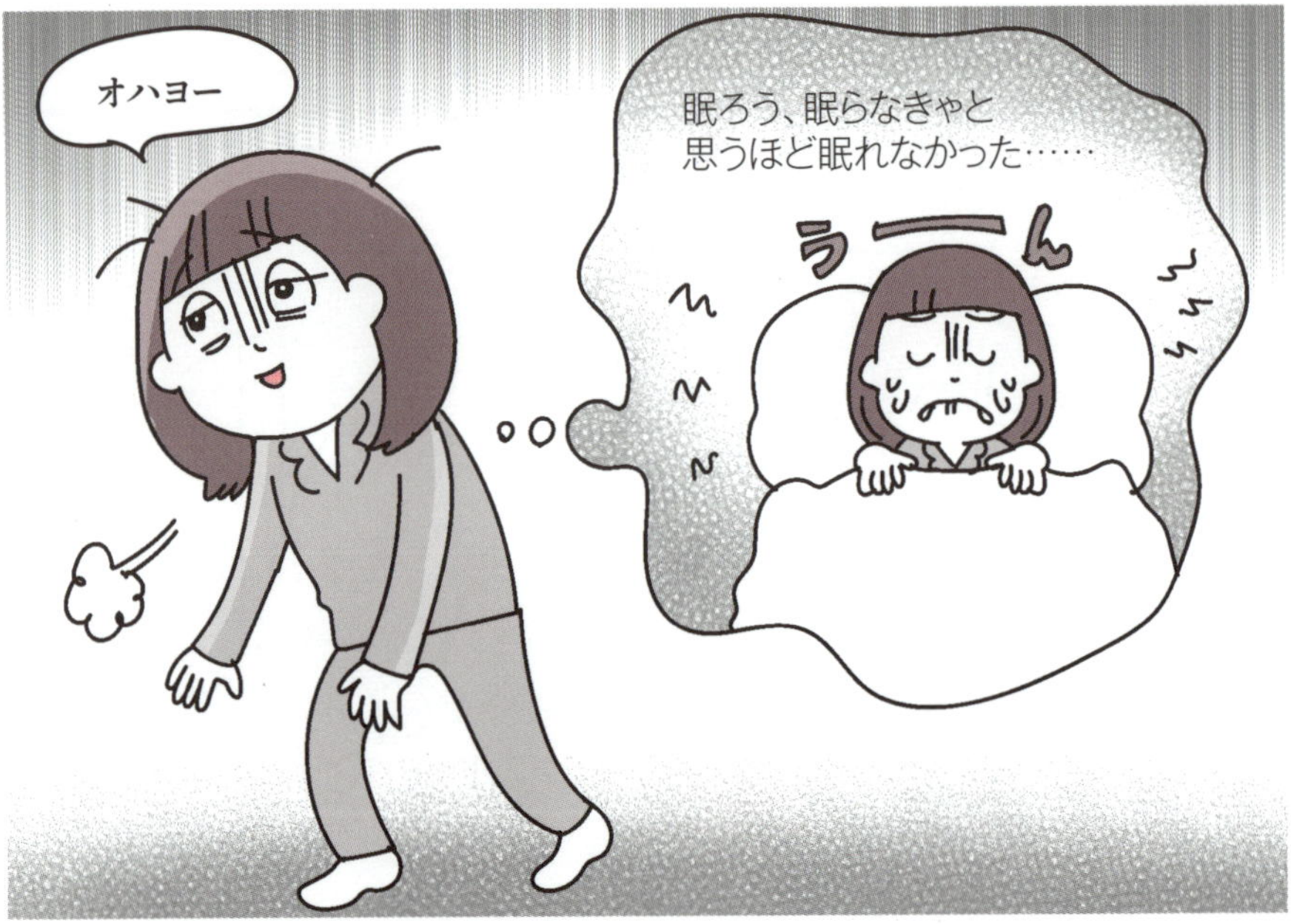
オハヨー
眠ろう、眠らなきゃと
思うほど眠れなかった……
うーーん

このような場合、本人は眠れないこと自体と、そしてそれによって体調が万全でなくなること、その両方に苦しめられます。そして眠れないことを気に病み、眠ろうと思えば思うほど、ますます眠れなくなってしまうことが少なくありません。職場や学校で眠くなってしまうことも増えますし、そうなるとなお一層夜に眠れないという悪循環になることもあるのです。

ロングスリーパーやショートスリーパーなど、睡眠のリズムは人によってもさまざまですが、一般的には7～8時間必要とされています。

人は弱った状態になると、原始時代からの反応で、夜警戒するために眠らないようになってしまうのです。これが不眠の本質です。どこかでたっぷり寝られれば解消するのですが、社会生活を送っているとどうしても朝、決まった時間に起床しなければならず、必要な睡眠を補給しにくいのです。

たとえば家族や同僚など、周囲に疲れた様子の人がいたら、「眠れている？」と声をかけるとよいでしょう。ひょっとしたら、そのおかげでうつの初期症状を見逃さずに済むかもしれません。

理解のポイント

- 寝付けない、眠りが浅いなど
- 眠るために飲酒をして、それが問題になることも
- 「本人が好きで夜更かしをしている」と誤解されやすい

もしもあなたがうつなら…

実際に不眠に悩んでいる場合は、できる範囲で長く寝るようにしましょう。規則正しい生活より、とにかく量を稼ぐつもりで9時間ぐらい寝てほしいのです。夜時間が取れなくても、昼寝などを利用してこまめに睡眠をとるといいでしょう。ぐっすり眠れなかった……と質にこだわる必要はありません。眠らないように体が緊張を維持しているのがうつなのです。それでもつらい時は早めに受診して、眠剤などを処方してもらうのもおすすめです。

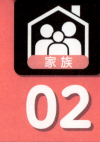

02 いつも疲れている

心の病気とは気付かれないことも

疲れやすさや全身の倦怠感も、うつの大きな症状のひとつです。初期はちょっと疲れやすい、なんだかだるい程度で済んでいますが、病状が進むと全身がとんでもなく重く感じられ、腕1本動かすことすらしんどく、ベッドから出たりトイレに行ったりするだけでも一苦労になってしまい、1日中ほとんど寝たきり……という人も珍しくありません。

「頭にお椀をかぶったような」と表現されることも多い極度の頭重感も、うつの典型的な症状です。仕事や勉強にもまったく集中できなくなりますし、周囲にも全然気が回らなくなって、家族に話しかけられても気付かないほどつらいこともあるのです。

体が重くて動こうと思っても動かせない、というのは純粋に身体的な症状に見えるため、本人も周囲も、最初はそれがうつの症状であることを考えもしない、ということも少なくありません。ひどい倦怠感や頭重感で、最初に内科など、精神科以外の病院を受診して、いろいろ検査しても「異常なし」と言われて、困り果ててしまった……という人も多くいます。

周りの人 ➡ うつの人

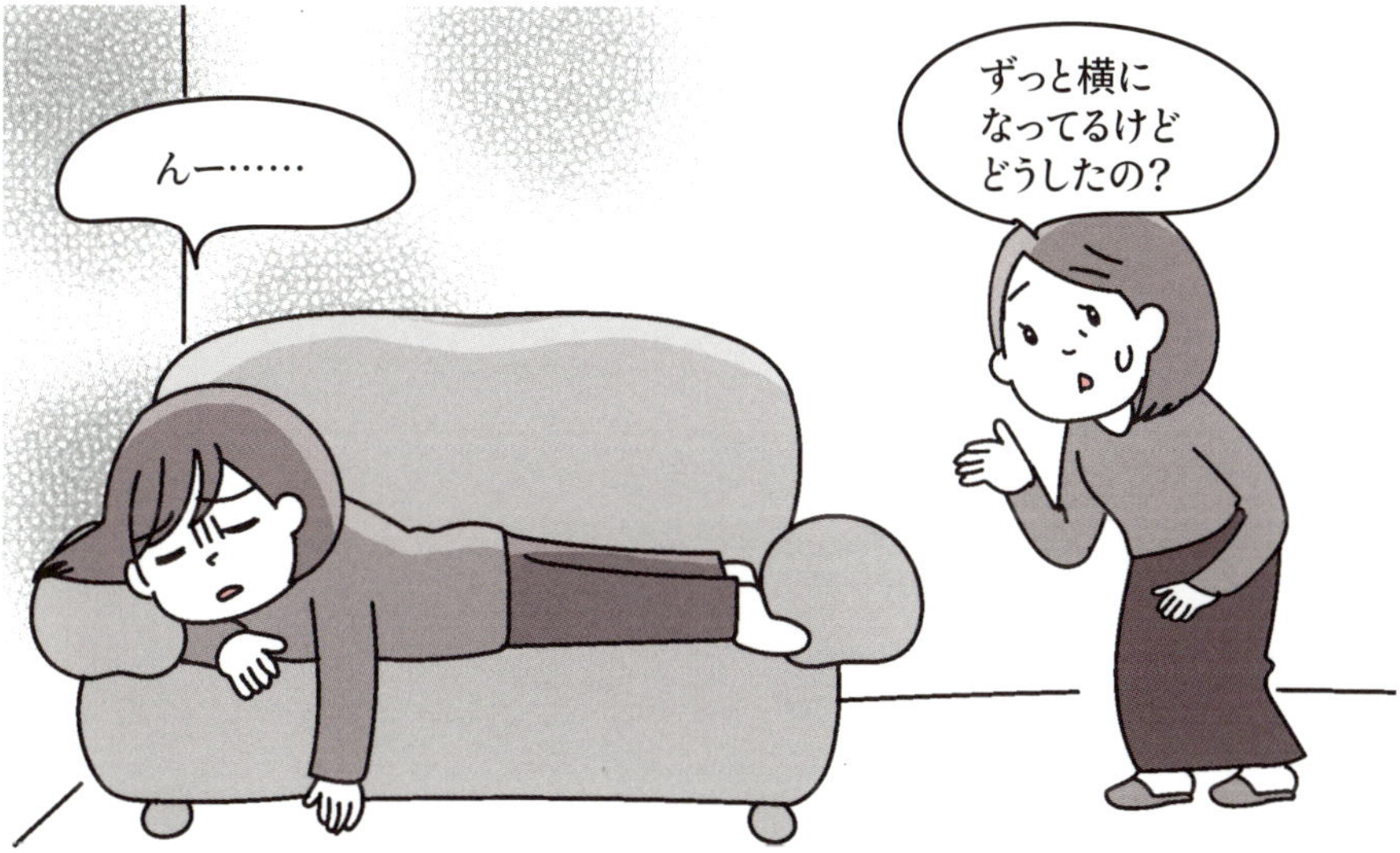

このような場合、本人も周囲も、最初は単純に身体的な具合の悪さを疑います。本人が「体がだるい」「頭が重い」「動けない」などという以上、家族もそれが心の不調から来ているなどとは気付きません。内科などを受診して異常がないと言われ、そこで家族は「だらけているだけじゃないか？」「頑張って動けば気分も変わる」などと励まします……。

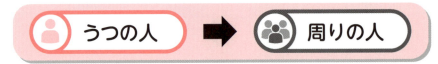

うつの人 → 周りの人

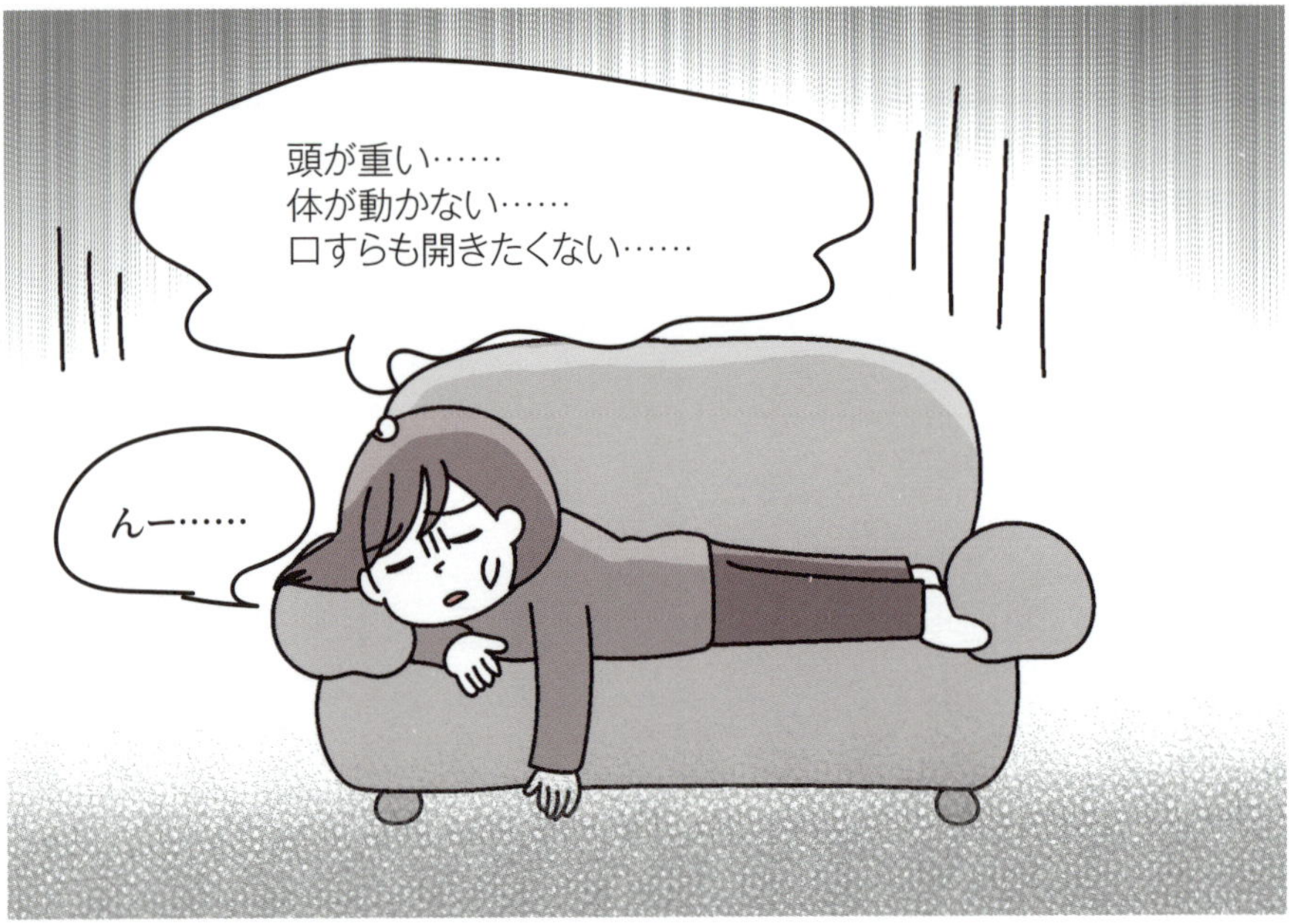
頭が重い……
体が動かない……
口すらも開きたくない……
んー……

極度の倦怠感、慢性的な疲労感……実はこれらがうつの症状であることは少なくありません。本人も「これが心の病気なの？」と思うかもしれませんが、実際には心が悲鳴を上げる前に、ストレスなどで体の方が既に限界まで疲れてしまっていたりします。うつの治療で休養が重視されるのはそのためです。心だけでなく、体も十分に休める必要があります。

動けないときは、無理して動かないのが何よりです。一日中寝てばかりの本人に対して、家族をはじめとする周囲は心配が募ってしまうかもしれませんが、このような場合に必要なのは、心配して目配りを欠かさないようにしながらも、ある程度は放っておく＝そっとしておくことと言えるでしょう。

ベッドから出られないほど重症化しているときは、周囲も「これからどうなってしまうのだろう」と思うかもしれません。しかし一番つらいのは本人です。まだ受診していない人は、ぜひ診断を受け、家族にも理解を得ましょう。

理解のポイント

- 頭や体が重く、悪化するとベッドから出るのにも一苦労
- 体が動かないのも、実は心の病気のせい
- 無理はさせず、そっとしておくのがよい

もしもあなたがうつなら…

頭重感や全身の倦怠感が長引くときは、迷わず受診しましょう。どの科でもいいのです。医師はいろいろ質問して、うつの可能性にも気付いてくれます。体の病気だと思っていたのが、実は心の病気だった……というケースは、珍しくありません。現在治療中・療養中の場合は、仕事や学校のことなどは一切考えず、治療・療養に専念することです。

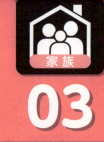

03 お風呂に入らない

歯を磨くことすらできなくなったりも

うつが悪化すると、何ごとにも気力が低下するだけでなく、体を動かすこと自体がとてもしんどくなるので、身だしなみを整えられなくなったり、それらに無頓着になったりして、清潔感が急激に失われてしまうことがあります。生理現象に基づいてトイレに行くのですら一苦労なのですから、まずお風呂にお湯を張り、用意ができたら脱衣所に行って服を脱ぎ、お風呂に入って体を洗い、お風呂を出たら体を拭いて髪を乾かして服を着て……という作業がもっと大変に感じるのは、言うまでもありません。

お風呂に入るどころか、うつを発症すると顔を洗ったり歯を磨いたりことすら満足にできなくなることも珍しくありません。以前とはまるで別人のような本人の様子に、家族など周囲の人は戸惑ってしまいます。心配になって「歯ぐらい磨いたら?」と声をかけることもありますが、ぼんやりした反応しか返ってこず、ますます不安になってしまうことも少なくないのです。もちろん、一番苦しいのが本人であることは、言うまでもありません。

周りの人 → うつの人

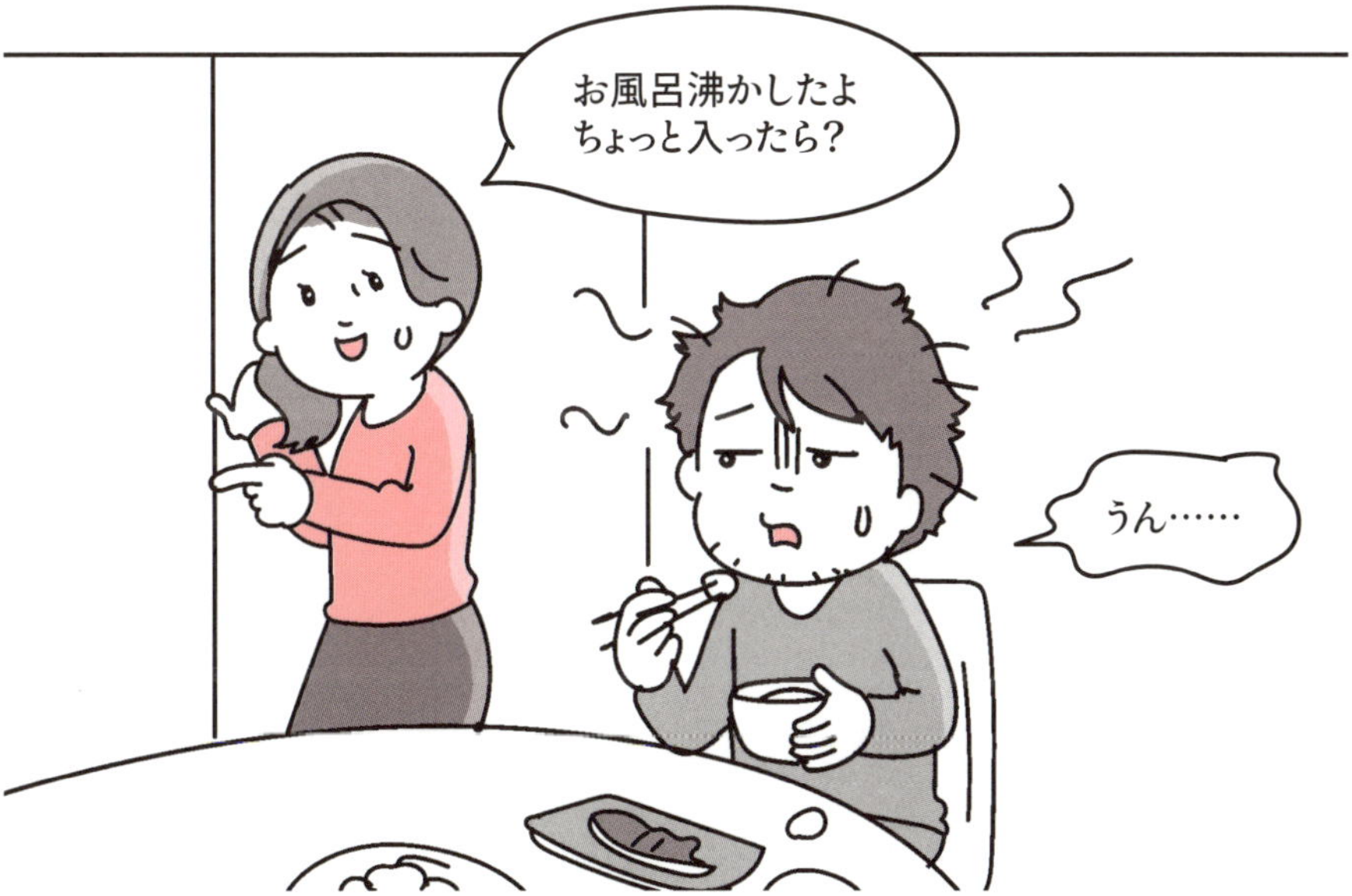

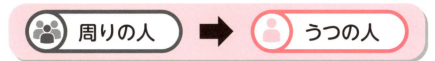

うつの人はいろいろなことができない自分を恥じ、必死になって頑張ろうとすることが多いものです。しかし症状が重くなると、お風呂に入ったり歯を磨いたりといった最低限のことすらしんどくなってしまいます。心もどんどん動かなくなり、家族が入浴を促しても生返事ばかり。本人が元々きれい好きだったりしたら、家族はますます途方に暮れてしまうかもしれません。

うつの人 → 周りの人

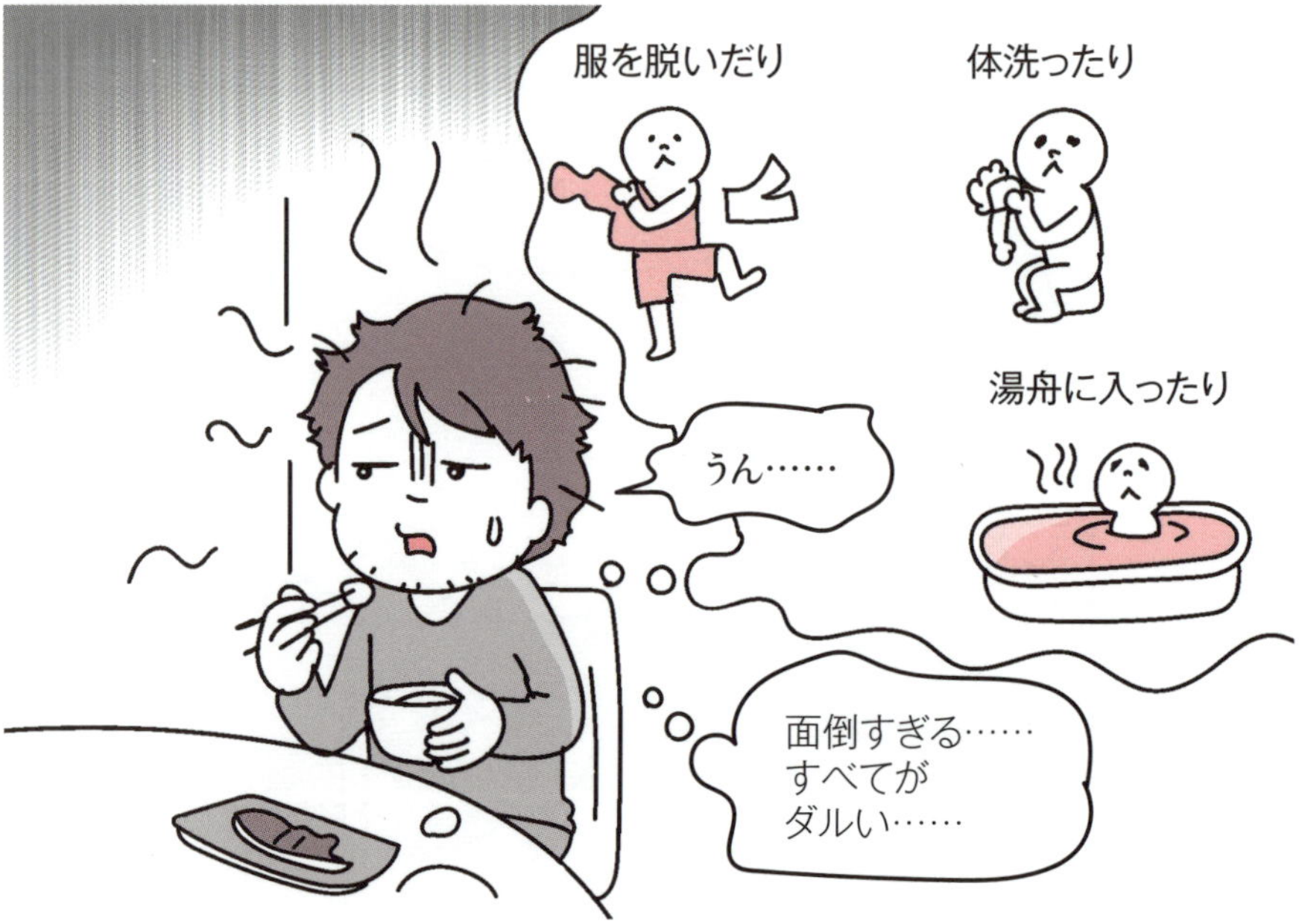
服を脱いだり
体洗ったり
湯舟に入ったり
うん……
面倒すぎる……
すべてが
ダルい……

本人の心情としては「すべてがダルい」、これに尽きるでしょう。もちろん本人も、入浴すらできなくなった自分に落胆し、どうにかしなければとは思っていますが、体が思うように動かないうえ、「お風呂に入らなくちゃ」という気持ちを奮い起こす余力すらなくなっています。そして、それらを家族から指摘されるのがとてもつらく感じます。指摘されるぐらいなら、放っておいてほしいのです。

このようなときに、家族が強い口調で声をかけたり叱ったりしてしまうことも少なくありませんが、それは逆効果です。お風呂に限らず、生活リズムや生活習慣について口を出したくなるのは、一緒に暮らしている家族なら当然とも言えますし、家での様子は家族にしかわからないことでもあります。

しかし、本人もそれではいけないと思って何とかしようと思っています。そして、それでもどうしても思うように動けないのが、うつの症状なのです。周囲は、そのつらさのほうを理解してほしいのです。

理解のポイント

- お風呂に入らないのは、気力が低下したり、体が思うように動かなかったりするせい
- 洗顔や歯磨き、片付け、掃除などもできなくなる
- 周囲の強い声かけなどは逆効果

もしもあなたがうつなら…

もちろん適切な治療を受けるのが一番ですが、自宅ではまず何よりしっかり休むことが大切です。そのうえで、一度にあれもこれもと思わず、ひとつずつゆっくり取り組んでいきましょう。また、うつでしんどいときでも、お風呂に入ること自体は気持ちよく感じる人もいて、どうにかしてシャワーを浴びてみたら、やっぱり疲れたけど、それでも気分が少し晴れた……ということもあります。

食欲がない

味が感じられなくなることも

食欲の減退も、うつによく見られる症状です。単に食欲が落ちるだけでなく、何を食べても味を感じなくなってしまい、それでますます食欲が落ちてしまう人もいます。ただ、不眠や倦怠感などと同様に、それがうつの症状の一つであることが見過ごされることは少なくありません。食欲がないということだけで受診する人は少ないものです。ましてや女性は、体重が減ることを喜んでしまう傾向さえあります。

食事が楽しめないのは、普通ならつらいことです。もちろん体重もどんどん減っていきます。ところが、そのことに本人も家族も気が付かないのは、本人は、精神的なつらさや肉体的しんどさでいっぱいで、食事がとれてないことまで気がまわらないことが多いからです。また、体重の変化も、本人は体重計に乗らないし、毎日接している家族ほど徐々に進むその変化に気が付きにくいものです。

更に食事の状況も、最近では食事を一緒に取らない家族も多く、またコンビニなどでを利用した間食も増えているので、案外家族が気づかないことも少なくありません。

周りの人 ➡ うつの人

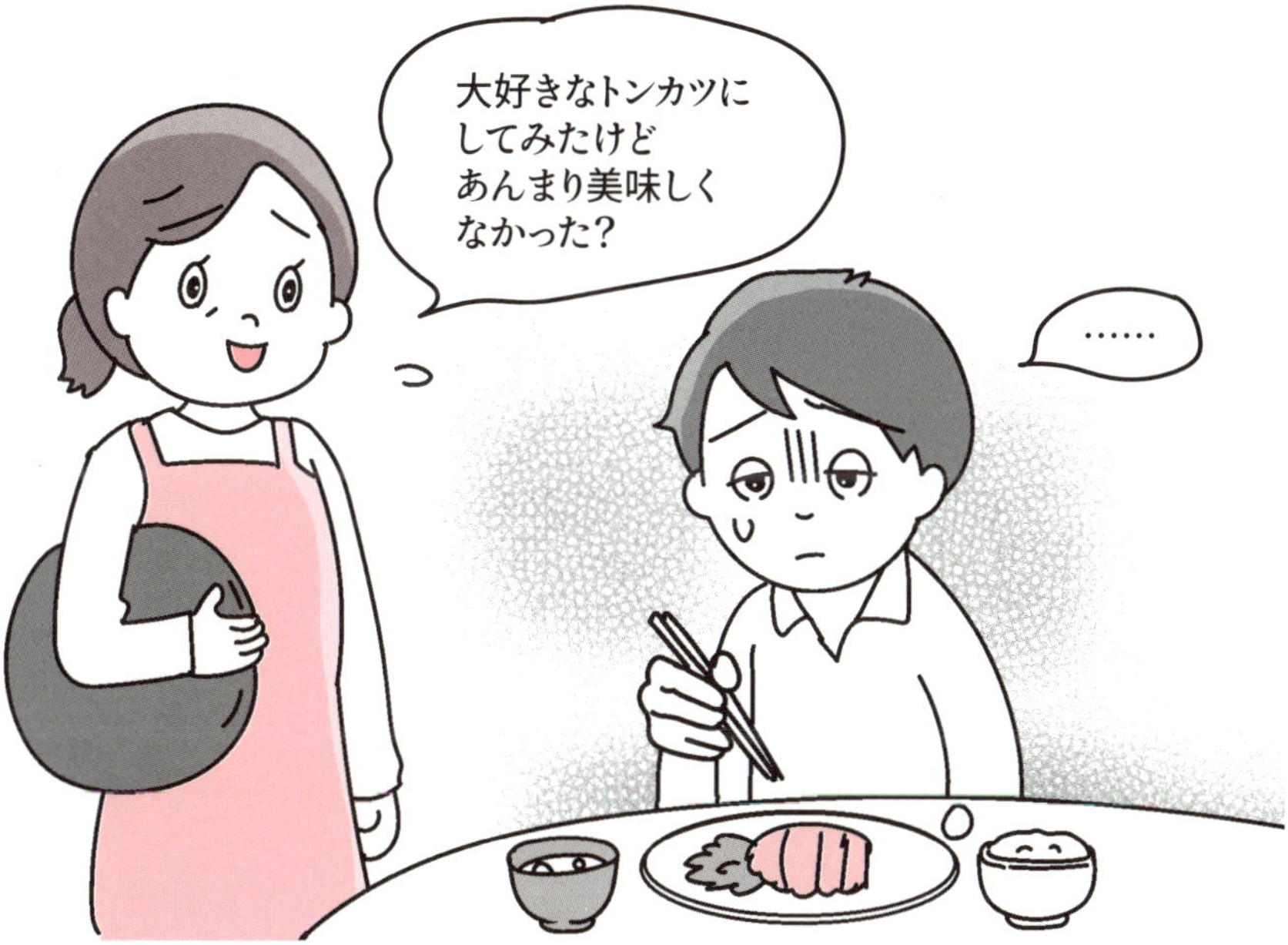
大好きなトンカツに
してみたけど
あんまり美味しく
なかった？
……

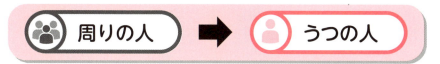

本人の食欲が落ちていることに気が付いた家族が、好物なら食べてくれるだろうと、一生懸命腕を振るって料理をしたり、外食に連れ出したりすることもあるかもしれません。しかし本人の顔色はさえないままだったりします。食が細り、どんどん痩せていく本人を見て家族のほうが不安になり、何とか食べさせせようと努力しすぎ、それが本人の負担になることが少なくありません。

うつの人 ➡ 周りの人

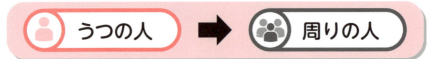

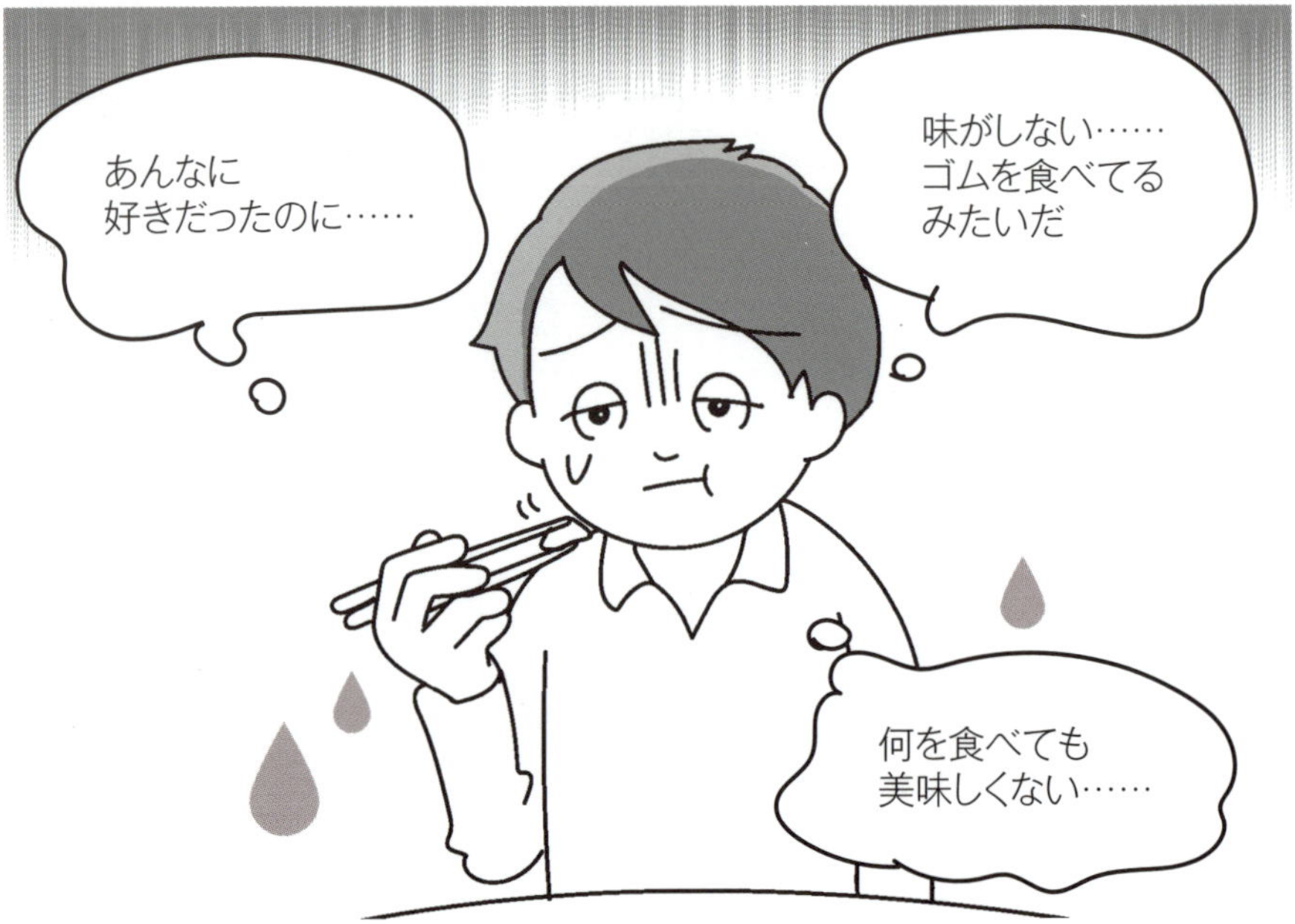
あんなに
好きだったのに……
味がしない……
ゴムを食べてる
みたいだ
何を食べても
美味しくない……

食事のことに関心がなく、無理に食べようとすると、吐き気がすることも。そんな時、周囲に食事のことを指摘されるのがとても苦痛に感じます。自分が不調であることを知られると、余計に世話を焼かれ、それに対応しなければならないからです。また、食欲がなくなると料理を作る気力も低下するので、それでほかの家族に迷惑がかかる事を負担に感じる人もいます。

食べられない、味が感じられないといった状態に陥ると、食べることは本人にとって単に楽しくないだけでなく、苦痛になっていることも珍しくありません。「食べないと死んでしまうよ！」と無理に勧めたりしても、本人はずっと以前から、食事を作ってくれる家族に対する心苦しさを抱えていたりすることがあり、ますますつらくなってしまいます。

このような場合、食べることを無理強いせず、たとえ一口でも食べてくれたならそれで良し、と割り切ってください。多くの場合、食が少なくて死ぬことなどないのです。

理解のポイント

- 最初は心の病気と思われないことも多い
- 食欲が落ちるだけでなく、味を感じられなくなることも
- 心配だからといって食事の無理強いは禁物

もしもあなたがうつなら…

食べたくないときに、無理やり食べるのは精神的にかなりエネルギーを使ってしまいます。食べたくないときは、食べられそうなものを少し食べるだけでいいのです。ほかの不眠や倦怠感、不安などもあると思うので、食事だけに注目するより、きちんとうつ対策をすればいいのです。そうすると必ず食欲も改善してきます。

家族

05 家事ができない

以前うまくこなしていた家事・育児がつらくなる

眠れない、疲れやすい、体が重い……このようなうつの症状が出てくると、集中力もなくなり、仕事や勉強の効率や成績が落ちてしまいますし、日常生活にも支障が出てきます。たとえば家事や育児ができなくなってしまいがちです。

共働きの方が多いと思います。うつっぽくなると、まだ職場では外見を装い仕事をしていても、その分疲れを貯めて帰宅するため、どうしても家事がつらくなり、あとまわしになり始めます。育児をしていても、イライラが募り、つい子供にきつく当たる場面が多くなります。

そして、それらは家族間のトラブルに発展しがちです。

本人も、自分が頑張ればいいのはわかっているのにできない、そんな自分を大変情けなく感じるものです。

特に、専業主婦の方がうつになると、その無力感、罪悪感がさらに大きく感じられます。

周りの人 → うつの人

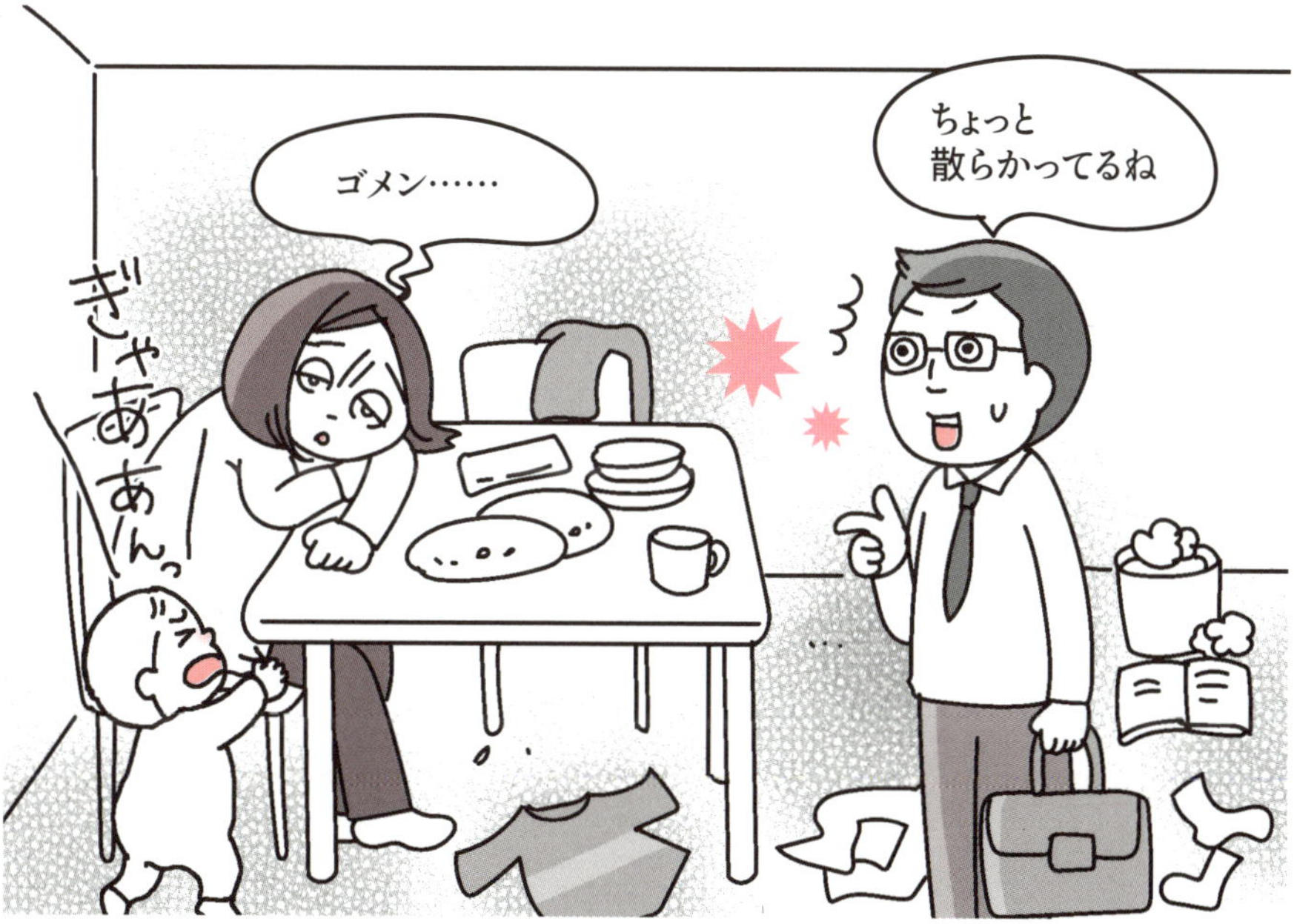
ぎゃあぁあんっ
ゴメン……
ちょっと
散らかってるね

専業主婦の場合、夫をはじめとする周囲は「妻は一日中家にいるのだからその間に家事をきちんと済ませておくことは当然」と思っていることが少なくありません。夫が帰宅して、家事が片付いていないのを見ると、「何をやっていたんだ？」と思ってしまいがちです（もちろん、主婦がすべての家事を1人で担うべき、という考え方自体、今では古い価値観になっているのですが……）。

うつの人 → 周りの人

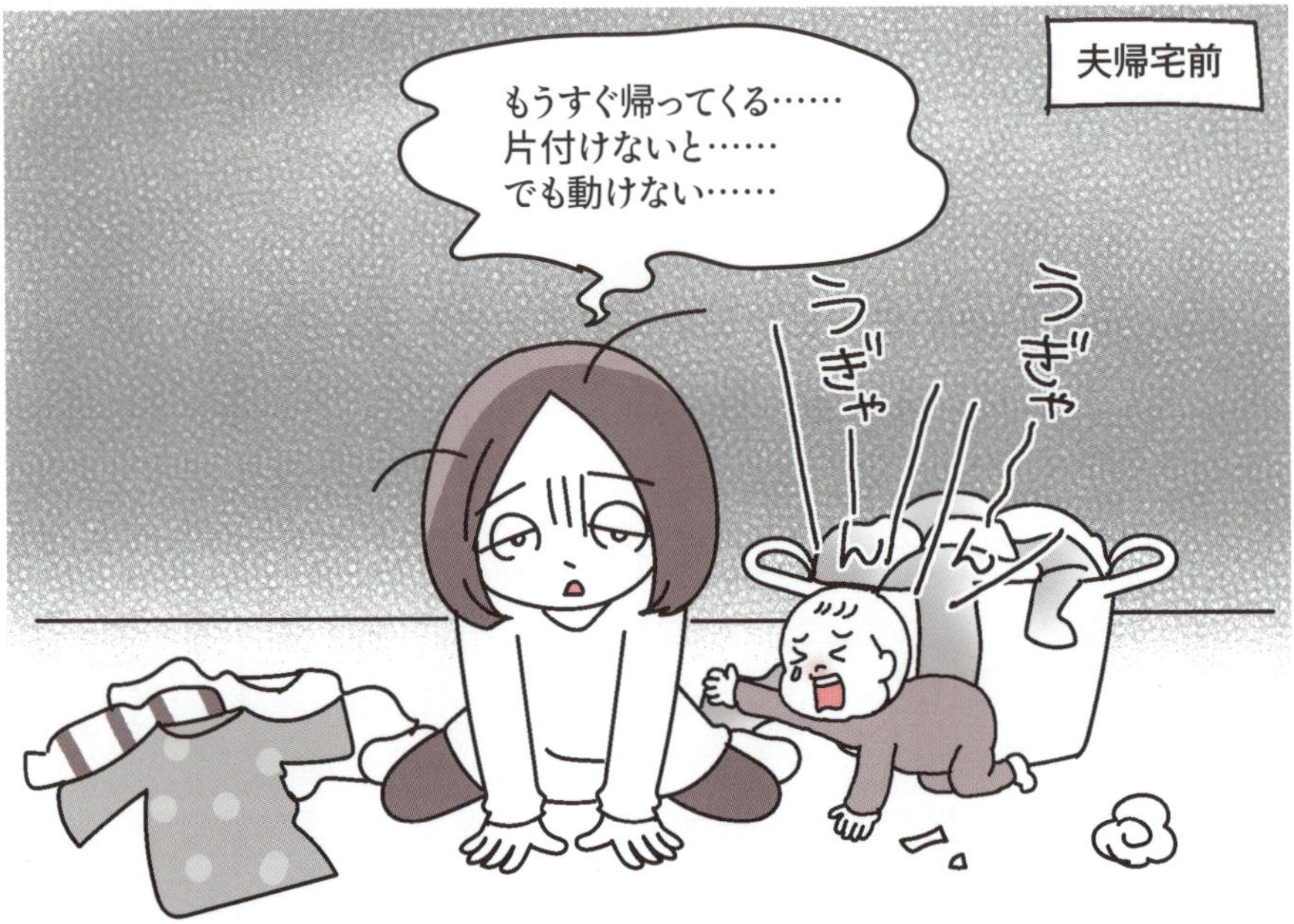
夫帰宅前
もうすぐ帰ってくる……
片付けないと……
でも動けない……
うぎゃ〜ん
うぎゃ〜ん

専業主婦の立場にあっても、育児をしている間は、どうしても女性に負担がかかります。特に授乳期は不眠になり、うつが悪化しやすいのです。それでも、「ほかの人はつらくてもやっている、きちんと母と妻をこなさなければ」と自分を追い込んでいる人は少なくありません。うつになると、自信低下と自責の念が強くなり、誰かに何かを依頼するのがとても難しくなるのです。

家事や育児は、できて当たり前、と考えている人が多いと思います。ところがうつになって、それらができなくなることは、自分に対し自信を失うし、自分の責任を果たしていない思いにつながり、とてもつらいことなのです。

しかも、散らかっている部屋や泣いている子供を見るたび、自分の至らなさを痛感しなければなりません。そうなると、家にいるだけで、うつが悪化していくのです。

ぜひ、家事育児のつらさを周囲が理解し、適切にサポートしてあげてください。

理解のポイント

- うつで疲れ果てた状態だからできないだけ
- そもそも家事育児は核家族の現代では重労働
- 周囲の理解とサポートが大切

もしもあなたがうつなら…

家事や育児がつらくなったら、うつっぽくなっているのではないかと考えてみてください。自分は怠惰だと考えてしまうかもしれませんが、それなりにやれていた時期があったことを思い出してください。性格のせいではなく、精神的なストレスが蓄積し、一時的にうつ状態になっているだけなのです。休養を中心としたうつ対策をしていきましょう。

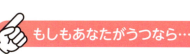

家族

06 趣味や好きなことへの興味が薄くなった

周囲が気が付きやすい変化の一つ

それまで熱中していた趣味などに突然興味を失ったように見えることで、周囲の人たちが「様子がおかしい」と気付くことがあります。このような場合、とても楽しかったはずのことがまったく楽しめなくなったことで、本人も、かなり違和感や不安感を感じるものです。

読書が趣味だったのに、いくら文字を追っても本の内容がまったく入ってこない、大好きなバンドの曲を聴いているのに、音が少しも心に響かないまままただ耳から耳へと通り抜けていく……などの経験が、よく聞かれます。また、スポーツが大好きで外向的な性格だった人が、外に出ることもなく引きこもってしまったりしたら、周囲の人は心配になることでしょう。

特に、自分の感覚や感性を表に出したり、形にしたりすることを仕事にしている、クリエイティブな職業の人（ミュージシャンやアーティスト、作家など）がうつを発症して、好きなことに心が動かなくなってしまうと、生活の手段も絶たれた……と致命的に感じ、絶望して自殺してしまったりすることもあるぐらいです。

周りの人 → うつの人

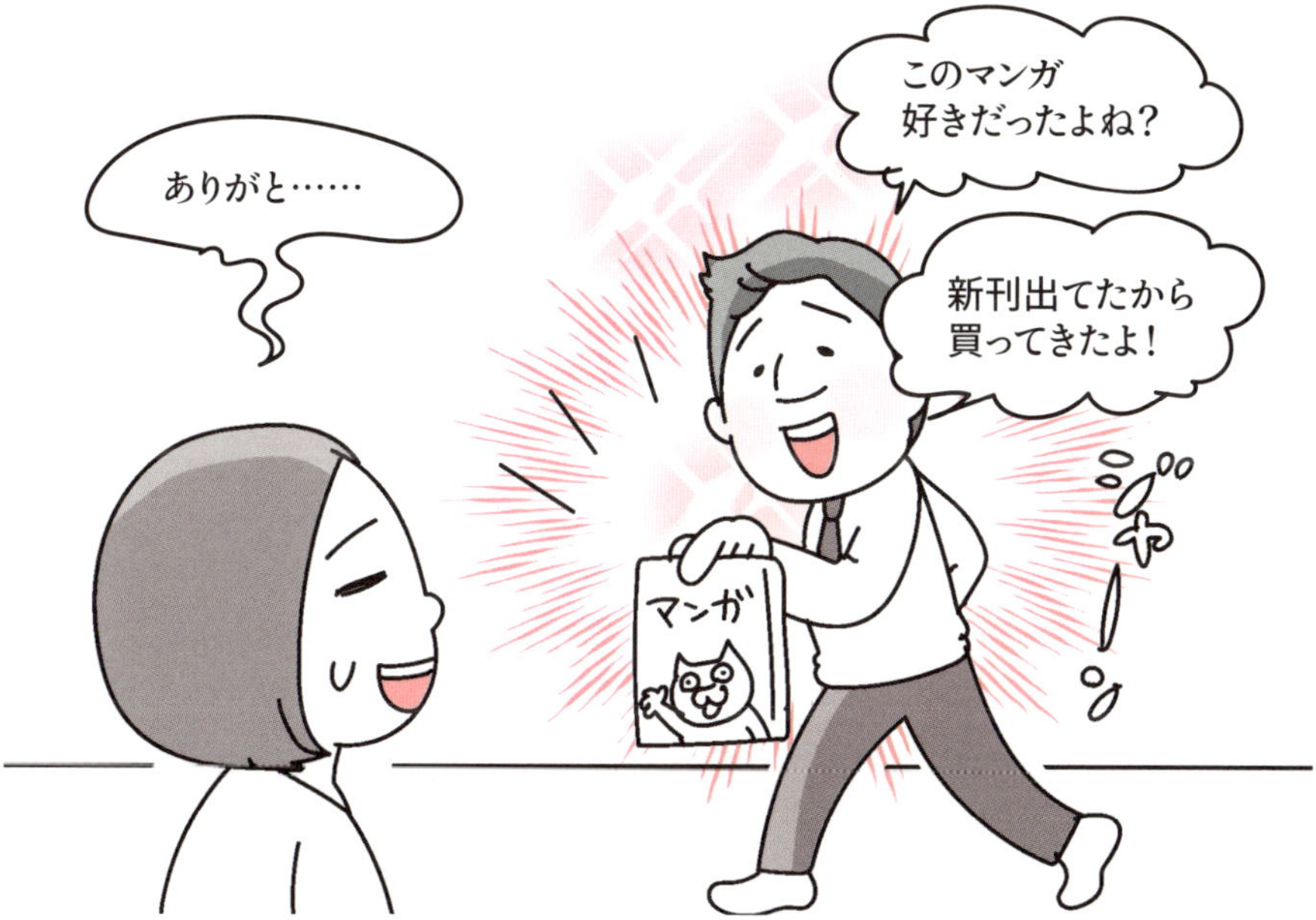
このマンガ
好きだったよね？
新刊出てたから
買ってきたよ！
ありがと……
マンガ

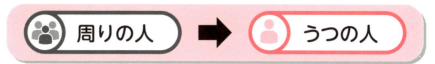

夫が妻のためにマンガを買ってきてあげています。この夫婦はひょっとしたら、２人そろってマンガが好きなのかもしれません。そうだとしたら、元々好きだったはずの作品にも反応が乏しい妻の様子を見て、夫が異変に気付く可能性も考えられます。そのように、家族がふだんから本人の様子を気にかけてよく見るようにすることは、とても大切です。

うつの人 → 周りの人

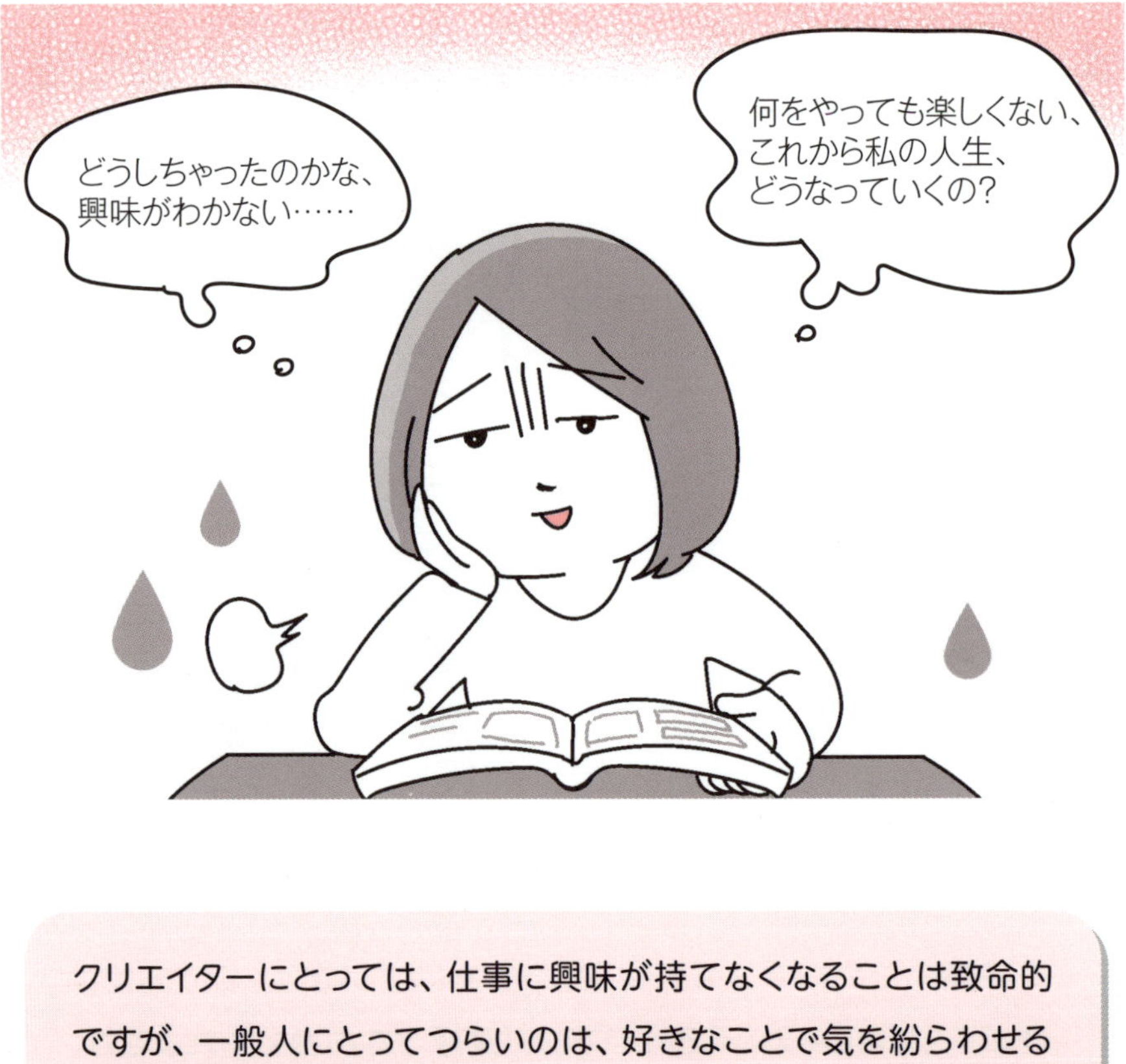
どうしちゃったのかな、
興味がわかない……
何をやっても楽しくない、
これから私の人生、
どうなっていくの?

クリエイターにとっては、仕事に興味が持てなくなることは致命的ですが、一般人にとってつらいのは、好きなことで気を紛らわせることができなくなることです。いつもは嫌なことがあっても、趣味で気分を変えられました。ところが今は、その趣味のパワーがなくなってしまって、いつまでも嫌な気分を変えられない、それが結構つらいものなのです。

うつの人がどんよりしているのを見て、周囲の人が本人の好きだったスポーツやライブなどに誘い出そうとすることがあります。しかし、無理矢理連れ出されたとしても、本人は好きだったことに心が動かないのを再確認するようなことになり、かえって逆効果なことが少なくありません。

そのような場合、なるべくそっとしておいてあげましょう。治療が進めば、やがて少しずつ心が動くようになってくるものです。

理解のポイント

- それまで好きだったことにも心が動かない
- 趣味で気分転換ができないのがつらい
- 中にはこのことでショックを受ける人も

もしもあなたがうつなら…

この症状に限らず、うつの症状は思い切って休み、根気よく治療・休養を続けることで少しずつ軽快していくことがほとんどです。再び趣味に気持ちが向かうのを気長に待ちながら回復した人、あるいは回復した後は何かのきっかけで別の趣味に没頭するようになる人もいます。大切なのは、心が動かなくなった自分を否定してますます追い詰めたりしないことです。

家族

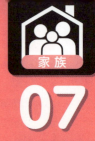

07 好きなこと・ものへの依存が激しくなった

うつの原因に見えても本人には救いのことも

うつの人がお酒を飲むことで、症状がさらに悪化することがあります。P32でもお話ししたとおり、眠るためにお酒を飲む人は少なくありませんが、過度の飲酒はかえって睡眠の質を低下させるばかりか、アルコール依存になってしまう危険が大きいのです。大災害の後はうつっぽくなりやすいものですが、やりきれなさやストレス、不安や不眠をまぎらわそうと自宅や仮設住宅で一日中お酒を飲み続け、体を壊したり亡くなったりしてしまう人が少なくありません。また、投薬治療中にお酒を飲むと、薬の効き目が悪くなったり効きすぎたりしてしまうことがあります。

依存の対象はお酒だけではありません。不安な気持ちをSNSでまぎらわそうとして、一日中スマホを見続け、睡眠不足になったり、誹謗中傷のコメントを見てうつが悪化してしまったりする人もいます（女子プロレスラーの方がSNSの中傷コメントを苦にして自殺してしまったことは大きな話題になりました）。買い物をすると落ち込んでいた気持ちが上向くことで、ネット通販がやめられなくなり、莫大な借金を抱えてしまうような人も少なくありません。

周りの人 → うつの人

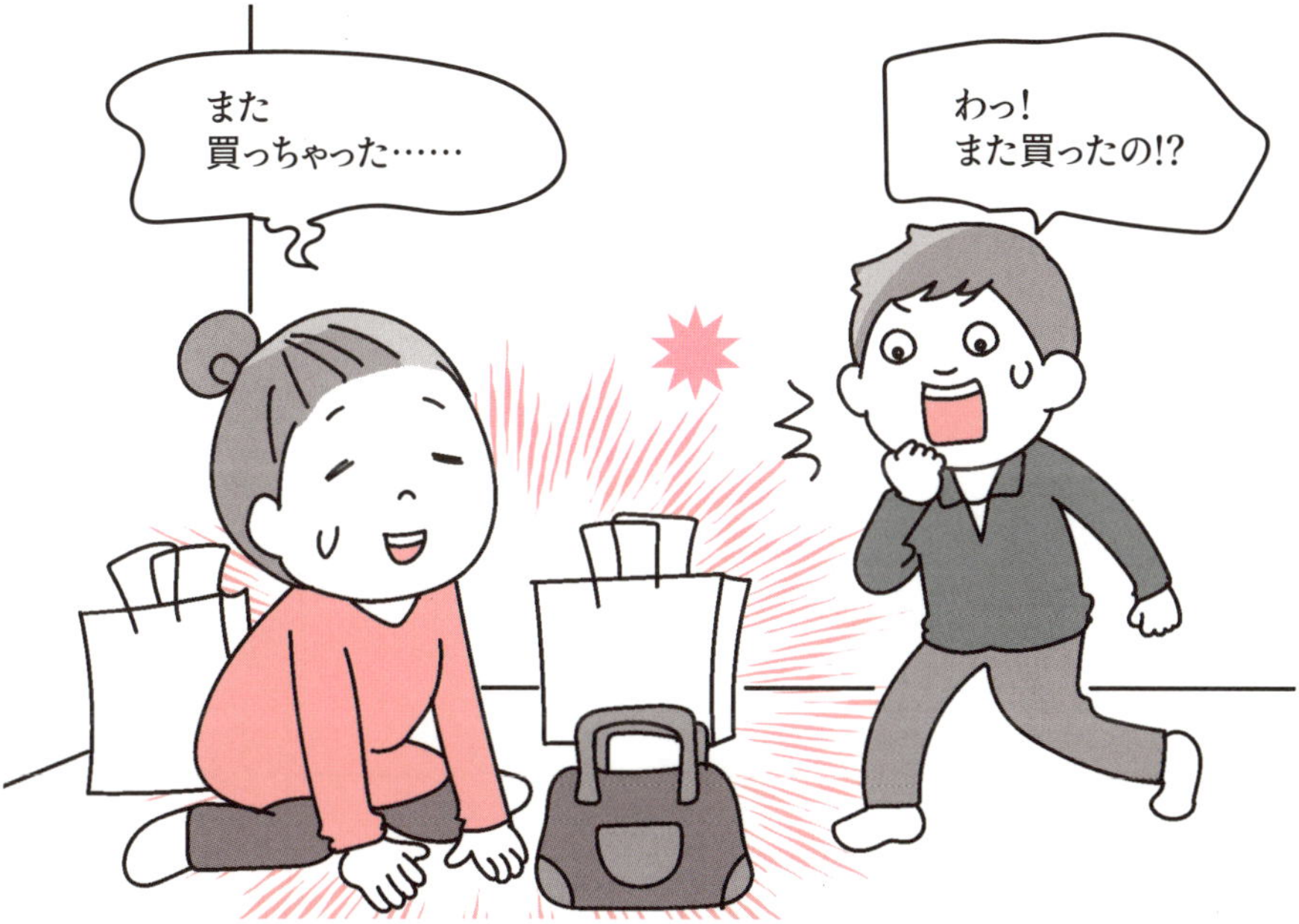

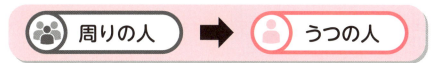

何かの行動に強く依存するのは、双極性障害の躁状態（P144）の時によく見られますが、うつでもよくあるのです。本人は、本人なりに今の漠然とした不調感を脱しようと、必死に工夫しているのです。実際には、お金の問題、人間関係トラブル、生活リズムの大きな乱れ、などにつながるので、周囲はそのことだけに注目しますが、うつへの本人なりの必死な対応、という視点でも考察してみてください。

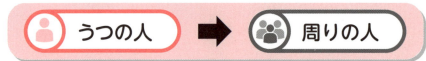

うつの人 ➡ 周りの人

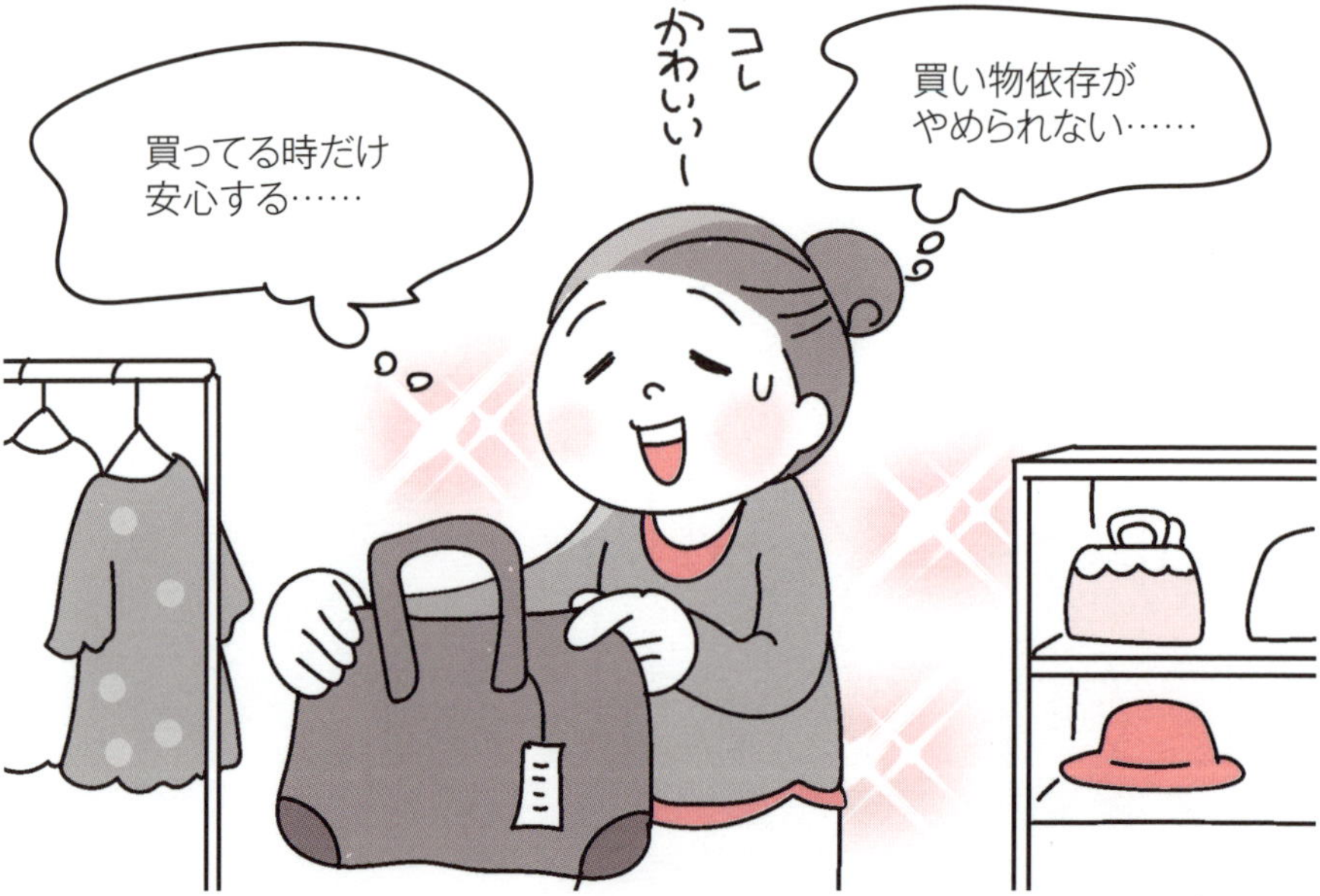

買ってる時だけ
安心する……
コレかわいい～
買い物依存が
やめられない……

本人は、得体のしれないうつの苦しさと戦っており、一時でもその苦しさを忘れたいのです。依存に見える対象が何であれ、それをやっている間はつらさを忘れられる、痛みを和らげられるのです。その後のお金の問題や人間関係のトラブルは予想していても、とにかく「今」少しでも楽になりたい、そんな必死な思いの行動なのです。

お酒・ＳＮＳ・買い物、他にもゲームや薬物、不毛な恋愛、果てはカルト宗教にいたるまで、依存の対象はたくさんあります。周囲にはそれが原因でうつになる、うつが悪化しているように見えるでしょう。一方で、周囲がそれらを無理矢理やめさせようとしても、なかなか上手く行きません。本人はそれが本当に心のよりどころになっている、と信じ込んでいることが多いからです。とりあえず、それらを無理にやめさせたりはせず、うつの対処（休養、受診など）に意識を向けましょう。ほとんどの場合、うつの症状が治まってくることで、依存から自然と離れていくものですし、もしうつが治っても問題になっている行為が続いていれば、その時に対応を考えればいいのです。

理解のポイント

- 不眠の解消、不安をまぎらわすなど、さまざまな理由から依存しやすい
- お酒やＳＮＳなど、いろいろな対象がある
- 心配でも、無理矢理やめさせせないようにする

もしもあなたがうつなら…

自分でも、改めなければならないとわかってる場合が多いものです。やめたいけどやめられない。その葛藤が逆に心のエネルギーを使います。うつが治れば、依存的行為もなくなります。ですから、それまでの間は、その行為に伴うトラブル(お金、健康被害、人間関係の悪化)を少しでも小さくする工夫をして、上手に依存していきましょう。

08 イライラを周囲にぶつける

感情がネガティブな方向に振り切れやすくなる

Ｐ24で、うつのときにはネガティブな思考パターンに陥りやすくなる、とお話ししました。それと同じで、うつのときには感情がネガティブな方向に振り切れやすくなります。たとえば、少し友達に無視されただけで、死にたい気持ちになるというのもそうです。楽しい方向には心が動かないのに、「絶望的だ」という方向には簡単に動いてしまいます。

うつの人は、自分で意識できていなくても、疲れ果てているのです。そんな時、周囲からアドバイスをされると、それが正しいと理性ではわかっていても、腹が立ちます。むしろそのアドバイスが正論であるほど、行動しなければという思いと「動けない」の葛藤が大きくなり、苦しくなります。そしてその葛藤をもたらす人を攻撃するのです。世話を焼かれるのも、それに応えなければならないし、感謝も伝えなければならない。これもエネルギーを使います。

また、家事などで家族などが協力してくれないと、本人がそれをカバーしなければならないので、自分が元気ならば許せるちょっとした家事のミスでも、切れてしまうのです。

周りの人 ➡ うつの人

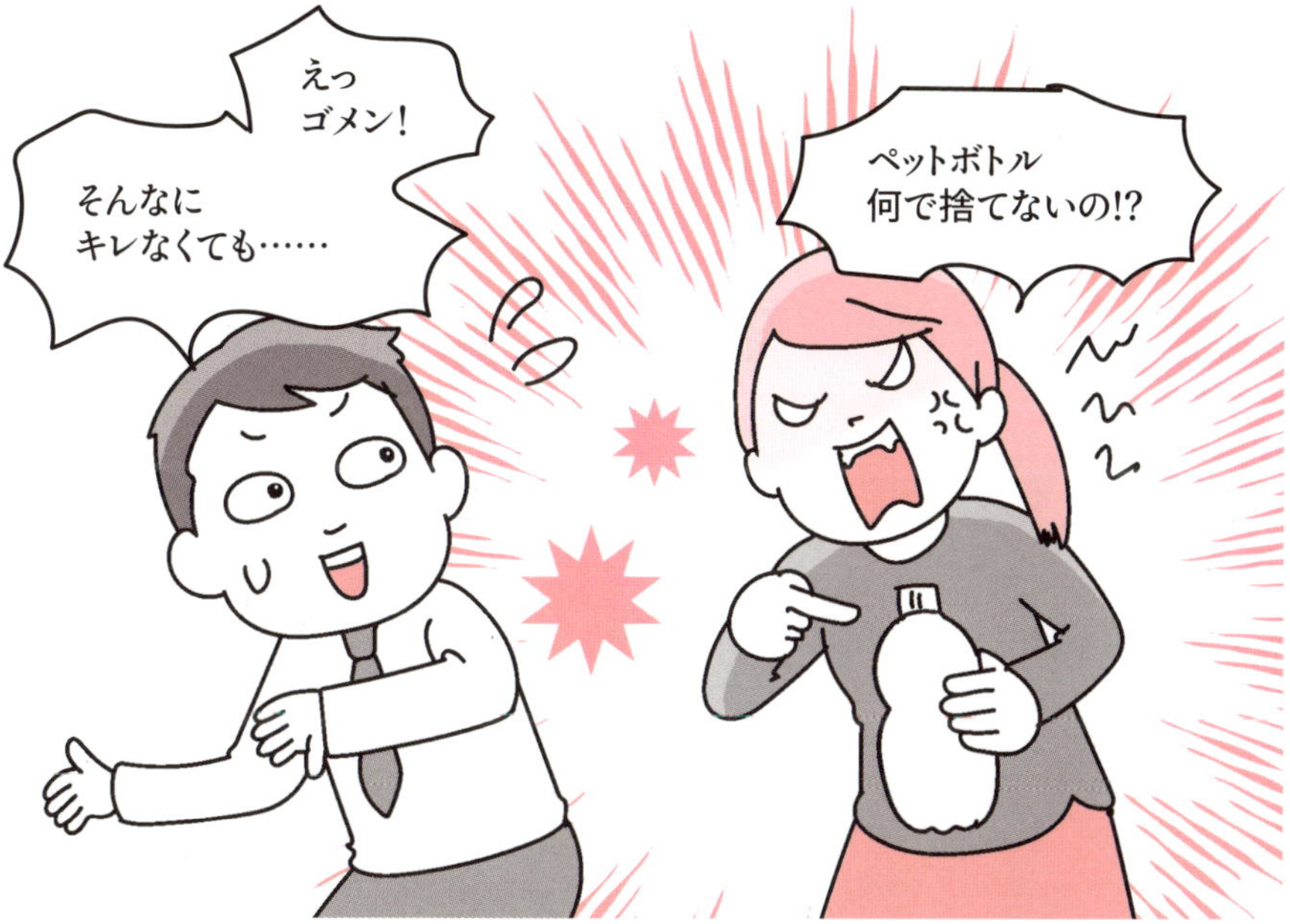
えっ
ゴメン！
そんなに
キレなくても……
ペットボトル
何で捨てないの!?

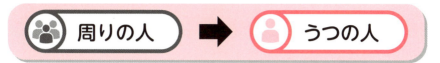

ささいなことで、いきなりぶちギレる……うつに対して、気分がどんよりして元気がない、というイメージを持っている周囲の人たちは、本人に突然キレられると驚き、場合によっては「うつとかではないのでは？」と思ってしまうかもしれません。しかし、これもうつの大変多く見られる症状であることを理解しておく必要があります。

うつの人 ➡ 周りの人

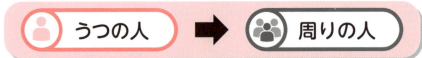

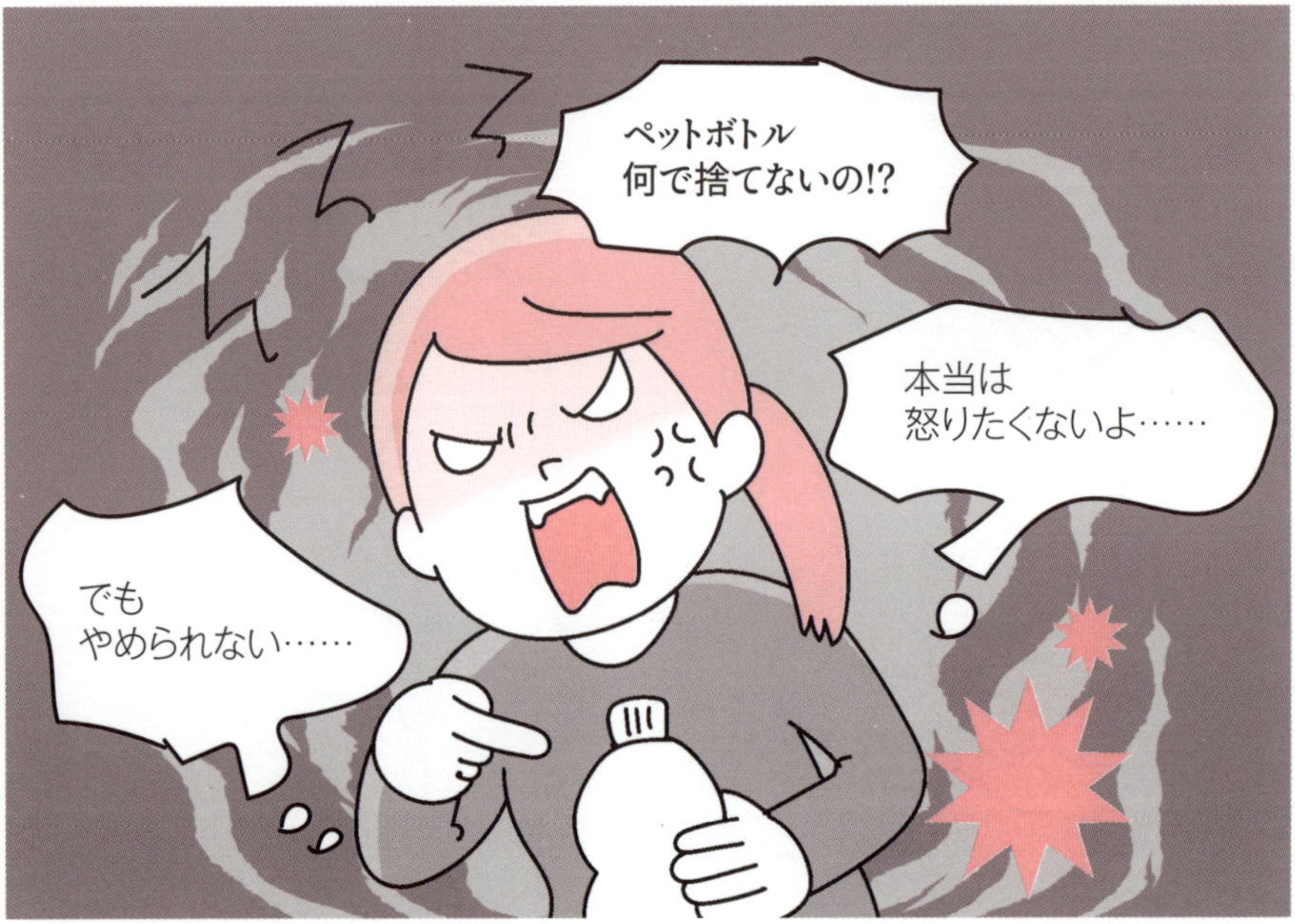
ペットボトル
何で捨てないの!?
本当は
怒りたくないよ……
でも
やめられない……

ときとして攻撃性が高まってしまう……これも双極性障害の躁状態の症状として知られていますが、うつの場合にも決して少なくはないのです。ネガティブな感情が悲しみや憂うつなどではなく怒りの形で噴出してしまうと、感情の爆発に疲れてしまうだけでなく、その後冷静になった時にひどく後悔するので、怒りが爆発した後は、さらに落ち込んでしまうことが少なくありません。

怒りが強いときは、とにかく怒りの対象から離れる（離れさせる）ことです。怒りはこの人ならぶつけやすいという選択性を持っています。その人を見ると、大したことでもないのに怒ってしまう癖がついていると思ってください。

怒ると、本人もつらい、怒りをぶつけられた人もつらい。しかし本人にその怒りをコントロールする力は、今はありません。

今は、物理的に「怒りやすい状況を少なくする」ことを意識してください。そして、うつの対処を進めていくと、怒りは自然に収まってきます。

理解のポイント

- ネガティブな気持ちに振り切れやすくなっている
- 怒りがコントロールできないのは良くあること
- 怒りの暴発による実害を避けつつうつ対処を進める

もしもあなたがうつなら…

怒りが生じ、それをぶつける自分を嫌悪していることでしょう。しかし、うつの時は仕方ないのです。怒りのコントロールはできないものとあきらめ、できるだけ怒る状況から距離を取り、休養を進めることだけを意識してください。
もし、余裕がある時は、怒りをぶつけた人に謝っておくと、自分も少し楽になります。ただ、その後も怒りが続くので、自分がコントロールできないことも伝えるといいでしょう。

09 何をするにも面倒くさがる

やる気が起きないのもうつのせい

うつの症状が進むと、気力が減退することで、そもそも「やろう」という気持ち自体が起きにくくなります。たとえやり始めても、根気が続きません。生活のすべてにおいて「だるい・かったるい」とか「面倒くさい」となってしまうのです。これも、本人が「疲れ切った状態」だと理解できれば、当たり前のことです。心底疲れ切った状態なのに、何も疲れるようなことをしていない。だから疲れたと言えず、「だるい」などと表現しているのです。家族は心配し、気分を変えたり、気力が沸いたりするようなアドバイスをするでしょう。ところが、本人はなかなか行動に移しません。アドバイスした方から見れば、それは本人の無気力さ、怠惰として見えてしまい、いい気分はしないでしょう。

うつのことを理解しようとせず「やる気がないだけだ」「うつなんて怠け病だ」と批判する人は今でも少なくありませんが、一方でそうは思わない人でも、うつの人の気力の減退を本当に理解するのは難しかったりします。しかし、本人は気力が出せない自分を不甲斐なく感じて、苦しんでいることが少なくありません。

周りの人 → うつの人

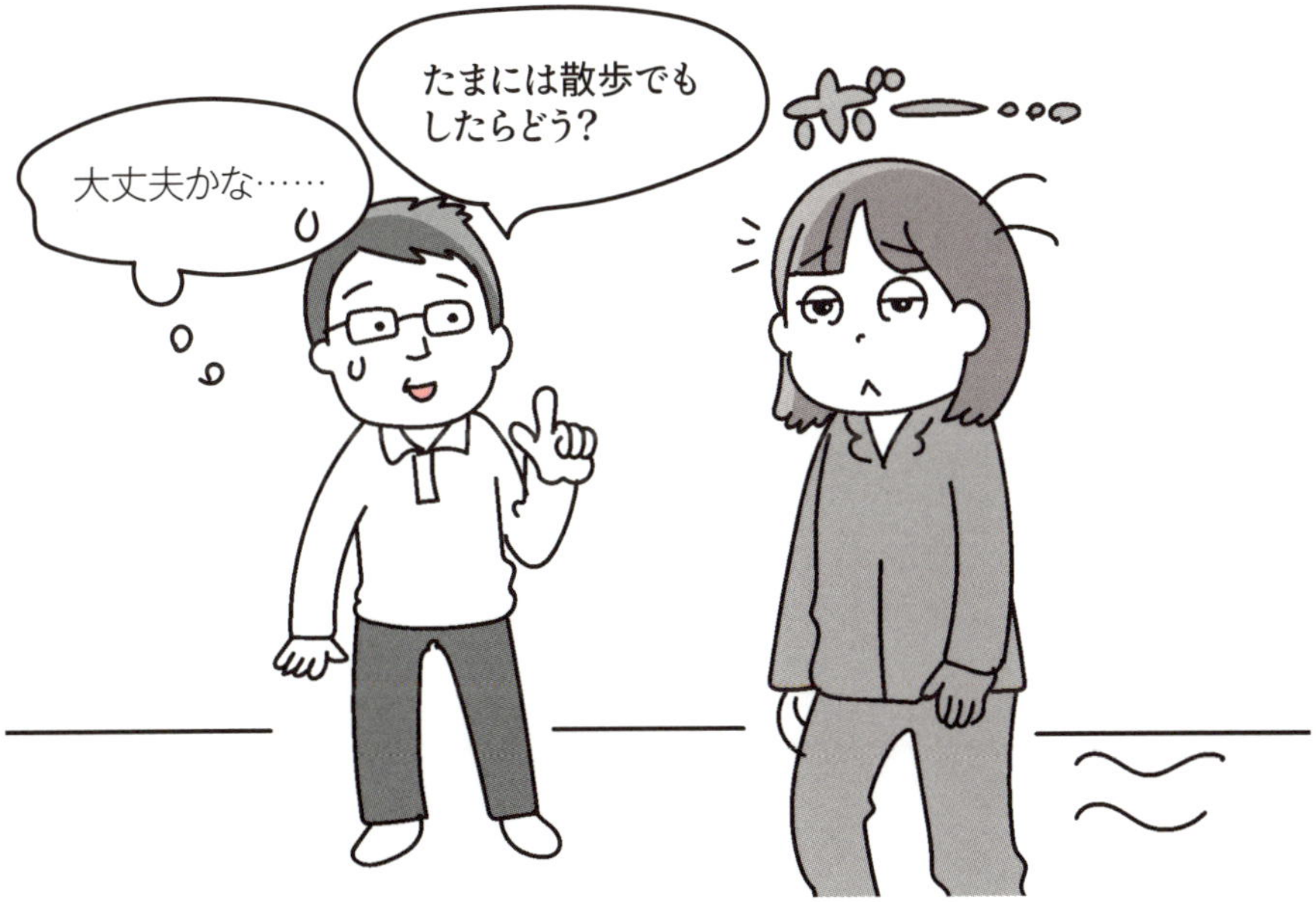
大丈夫かな……
たまには散歩でも
したらどう？
ボー…

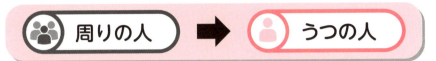

父親は自分自身が気力が出ないときは、少し行動することでエンジンがかかるという経験から、アドバイスしています。娘のことを心配しているからこそ何かしてあげたいのです。ところが、娘さんは「疲れ果てている」のです。マラソンが終わって疲れ果てている人に、「ジョギングすると疲れが飛ぶよ」と言っているようなものです。

うつの人 ➡ 周りの人

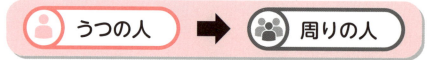

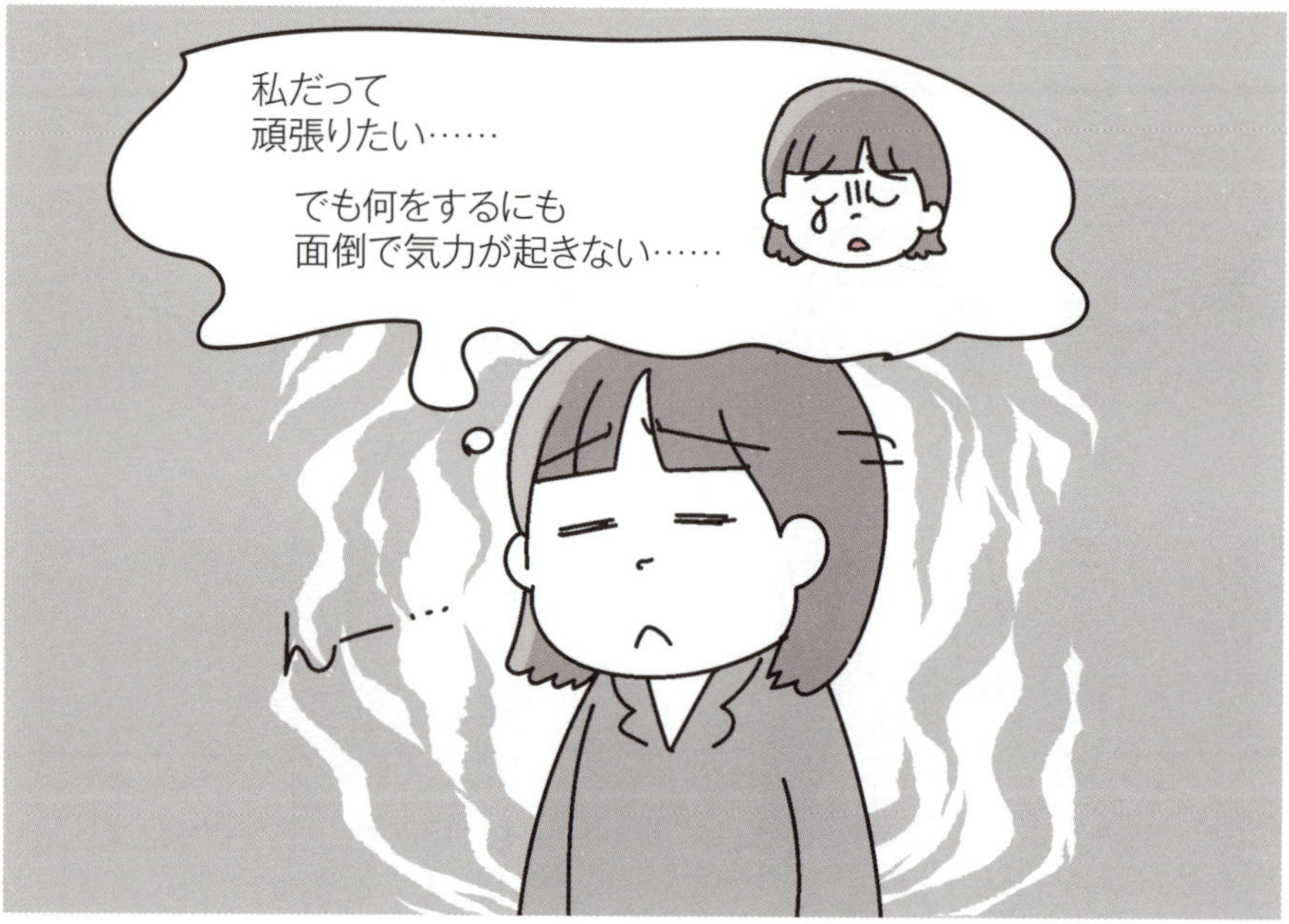
私だって
頑張りたい……
でも何をするにも
面倒で気力が起きない……
ん－……

精いっぱい気を遣っての父親の発言、その気持ちはもちろんうつの当事者である娘の心にも届いています。しかしうつのせいで、本人は散歩をしようという気力さえ起こすことができません。本人の中では頑張ることができない自分を責めたりと、激しい葛藤が起き、大変つらくて固まってしまうのです。ところが外見的には、まったくぼんやりしているように見えてしまうのです。

何ごとも「面倒くさい」と感じてしまいがちになるのは、あくまでも疲れ果てたうつ状態の症状です。その人の本来の人格に問題があるせいではありません。

面倒くさいと感じてしまう人の心は、疲労のせいで（あるいはうつ病のせいでと考えてもいいでしょう）弱っているのです。逆に言えば、うつが治れば心のエネルギーも、以前のアクティブな態度も戻ってくるのです。

何よりも必要なのは適切な休養や治療と時間です。きちんとした休養によりエネルギーが戻れば、うつの症状は次第に消えていき、元のように動けるようになります。辛抱強く回復を待ちたいものです。

理解のポイント

- 気力というより、エネルギーが枯渇し「やろう」という気持ちが起きにくくなってしまう
- やる気が出ないのはあくまでもうつの症状
- 回復には時間が必要

もしもあなたがうつなら…

病気のせいで「面倒くさい」「やる気が起きない」となっている人は、その一方で「頑張らなければ」とも思っていますし、どうにかして状況を一気に逆転できるような期待を抱いていることがあります。しかし実際には、そのようなことはまずありません。減退した気力は、一朝一夕には回復しないのです。しっかり休養し、必要なら医療も活用しながら、ゆっくり回復を待ちましょう。

家族

10 口数が減った

返事をするほどのエネルギーも残っていない

快活でよく話す人だったのに、口数が減ってしまい、暗い表情で黙り込むことが多くなった……というのは、うつのわかりやすいサインであることがあります。本人から何かを話すことがほとんどなくなってしまい、こちらから話しかけても生返事しか返ってこなかったり、口が重くなってなかなか返答が出てこなかったりするのです。また、ハキハキ大きな声で話していた人が、別人のようにボソボソと小さな声で話すようになることも、よく見られます。薬を飲んでいる場合、その影響も相まって、話す口調が極端にゆっくりになったりすることも少なくありません。

話さなくなると、自然と表情も乏しくなり、ボーッとした感じになります。笑顔が減り、ジョークなども言わなくなります。たまに笑顔を見せても作り笑いと感じられることがほとんどです。周囲は心配になってしまうことでしょう。しかし、実はそうなるのも当然で、元気な時は気づきませんが、人と話すのは、かなり気を使う、つまりエネルギーを必要とする作業なのです。今、本人の中では話したり笑ったりするような心身のエネルギーがどんどんゼロに近付いている状態なのです。

周りの人 ➡ うつの人

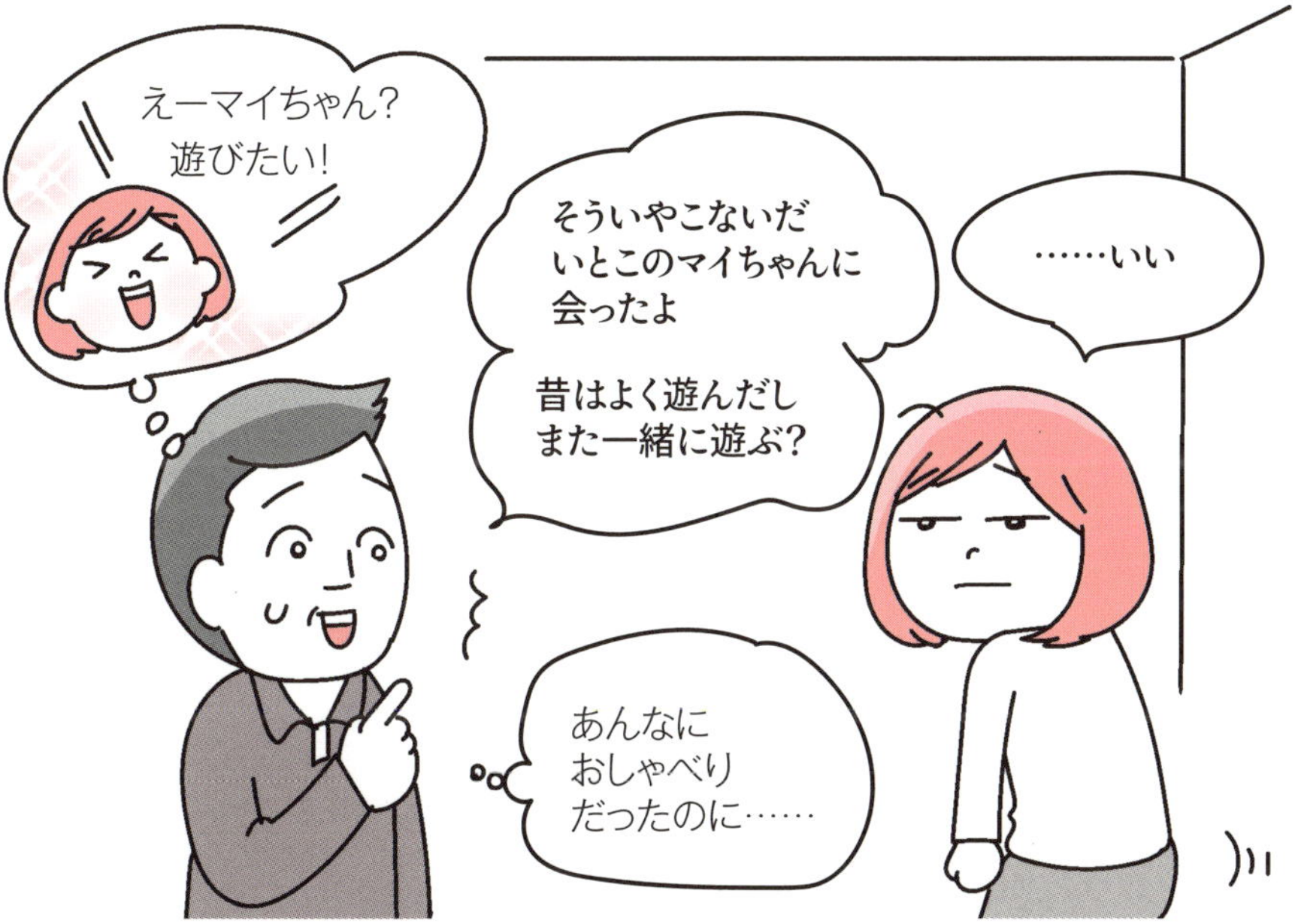
えーマイちゃん？
遊びたい！
そういやこないだ
いとこのマイちゃんに
会ったよ
昔はよく遊んだし
また一緒に遊ぶ？
……いい
あんなに
おしゃべり
だったのに……

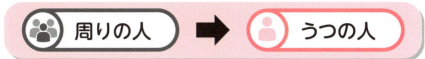

以前はとても快活だったのに、自分からは何も話さなくなってしまい、こちらから話しかけてもまともな反応が返ってこない……元々が元気者だった本人の様子をよく知っている家族は、心配になってしまうことでしょう。家族の中には、自分が嫌われていると誤解する人もいますが、基本的には誰に対しても口数が減ります。

うつの人 → 周りの人

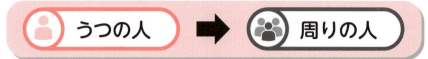

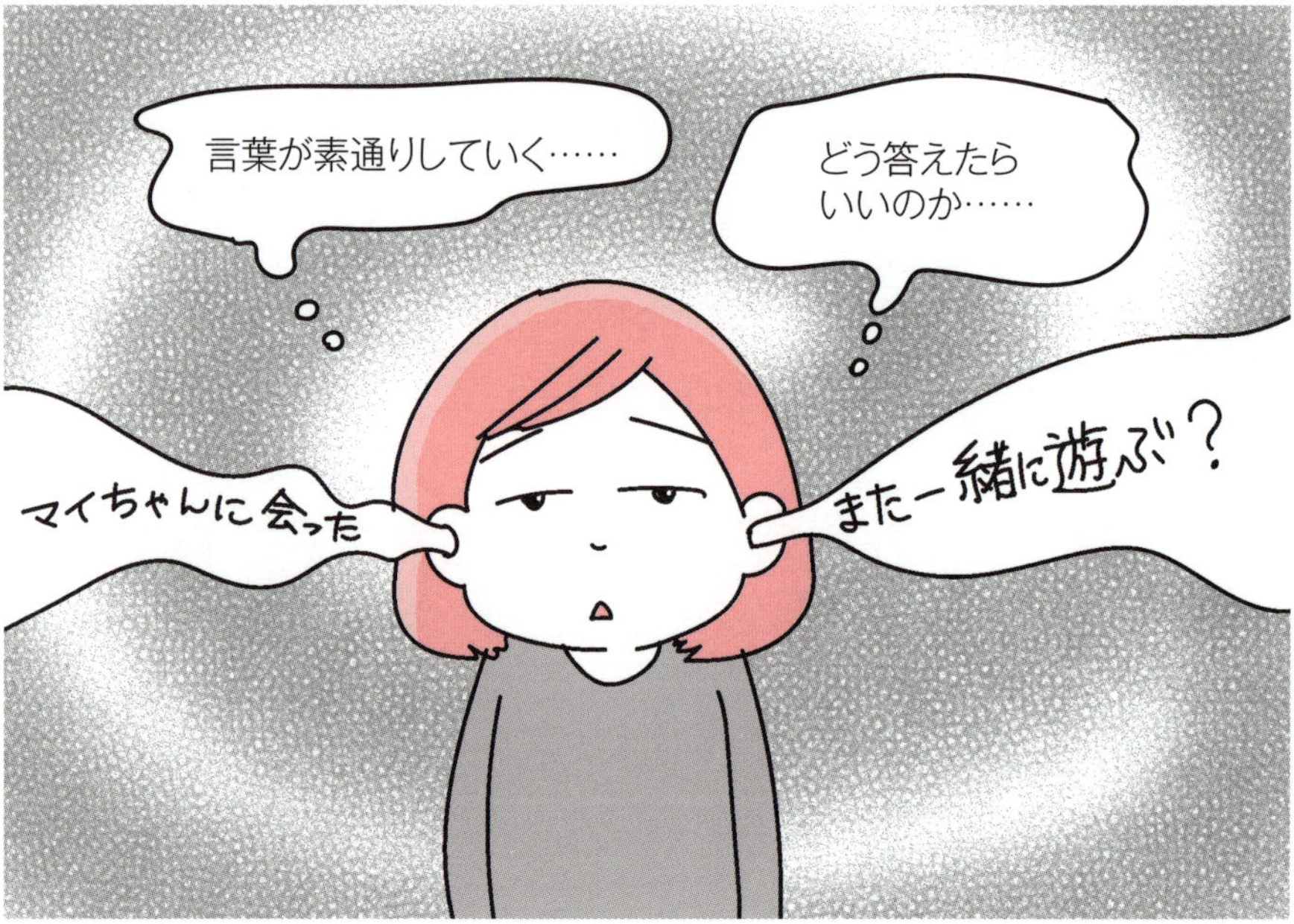
言葉が素通りしていく……
どう答えたら
いいのか……
マイちゃんに会った
また一緒に遊ぶ?

以前は楽しめていた話題について、「理解できても興味が持てない」……本人の中では、会話を楽しむような気持ちが、頭の中から消え失せてしまっているのです。そして症状がひどくなると、そもそも話の内容自体が頭に入ってこなくなることも。心がまるっきり動かないのに、相手には何らかの返事（反応）を返さなければ……と思うと、とりあえず、表情も能面の様に固まってしまうのです。

このような場合、元気を出させようなどと思って、やたらと話しかけたりして会話を強いるようなことは逆効果です。本人の中には、それに応えるようなエネルギーが残っていません。本人は周囲の働きかけを負担に感じるばかりか、場合によってはますます心を閉ざし、家族などと顔を合わせること自体を避けるようになったりして、症状を悪化させてしまう可能性もあります。なるべくそっとしておいてあげる方がよいですし、できれば医師などの専門家のサポートを勧めるべきでしょう。

理解のポイント

- 口数が減る・声が小さくなる・話し方がゆっくりになる
- 表情も乏しくなる・笑わなくなる
- 無理矢理会話を強いるのはNG

もしもあなたがうつなら…

話すのがおっくうになり、話しかけられても返せない、そもそも誰とも話したい気持ちにならない……時には話すのが怖いと感じる人さえいます。これらはうつのサインのひとつです。もしも元々自分が話し好きで外向的な性格だった、と自覚しているようであれば、ますます要注意かもしれません。専門家を頼る一方で、家族には話すのがしんどい状態であることを包み隠さず伝えるべきでしょう。

家族

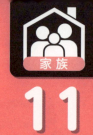

11

朝起きられない

体が異常なまでに重く、ベッドから出られない

先に説明した「いつも疲れている」「お風呂に入らない」に通じるお話ですが、頭や体が重くて、動くのもやっと……という人は、まず毎朝ベッドから起き上がるのが何より大変、ということは言うまでもありません。全身に重りが付いているように感じたり、「重力がおかしくなっているのでは」と思ってしまうほどのつらさを抱えたりしているからです。

必死に頑張ってベッドから起き出しても、今度は支度をするのに以前の何倍も時間がかかってしまいます。仕事のことを考えると一層気が重くなり、結果、遅刻してしまったり、あるいは起き上がれないまま欠勤してしまったり、ということにもなるのです。

うつの人は午後になると調子が良くなることも多いため、昼夜逆転生活になることも少なくありません。なので周囲の人たちからは「夜更かししているせいだろう」と思われたり、「怠けているだけなのでは？」と疑われたり、生活リズムをちゃんとするようにと注意されることもありますが、本人は決して怠けたりしているわけではないのです。

周りの人 → うつの人

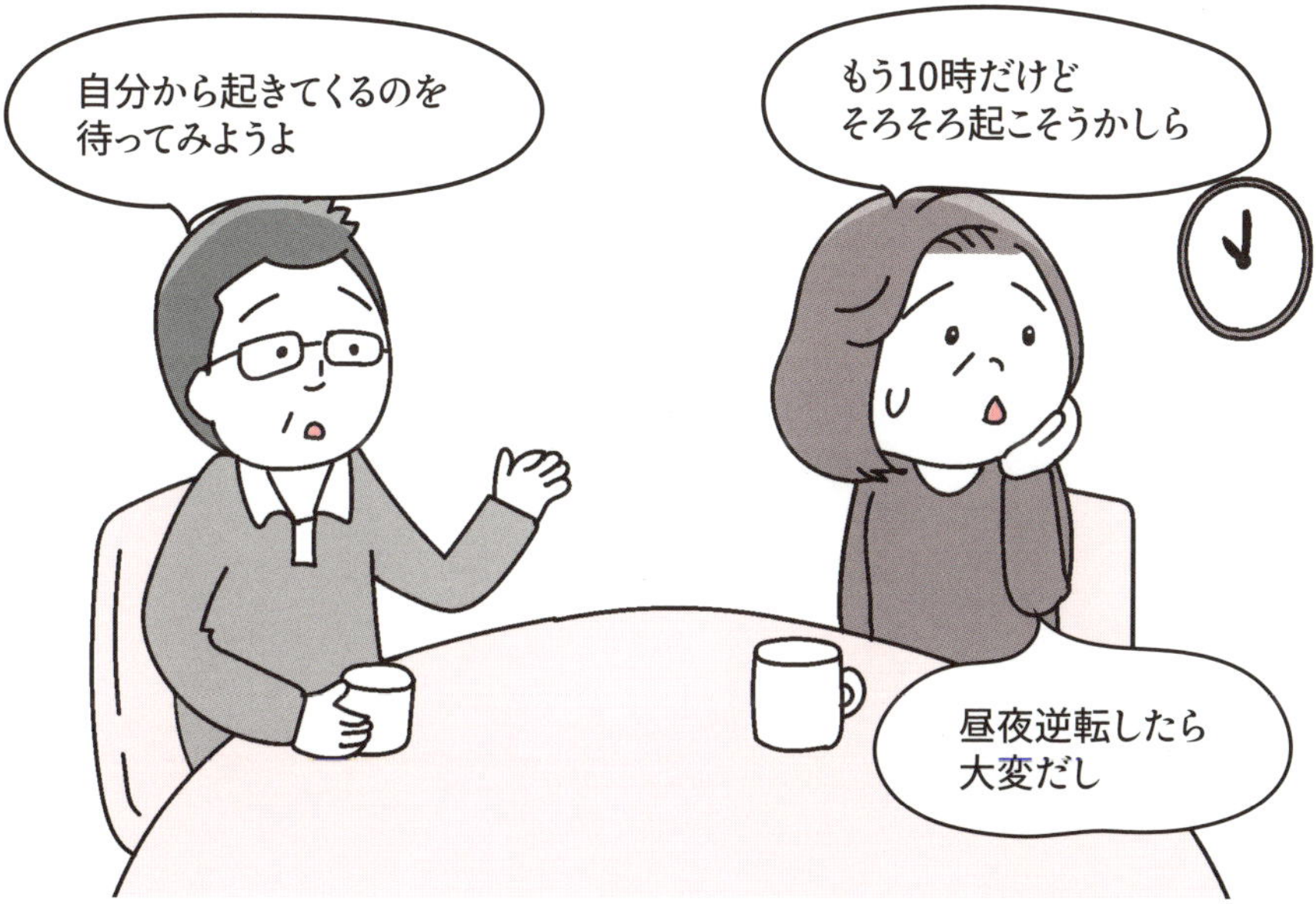
自分から起きてくるのを
待ってみようよ
もう10時だけど
そろそろ起こそうかしら
昼夜逆転したら
大変だし

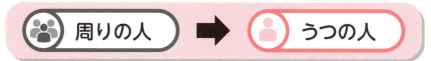

起きてこない本人のことを気にかけながら、無理矢理起こしたり、強く責めたりしないこの両親は、もしかするとうつの人への対応をある程度学んでいるのかもしれません。しかし、内心では「うちの子はこれからどうなってしまうのだろう……」と不安を抱えているはずです。よく理解していない人の場合、「怠けているんじゃない！」と感じてしまうこともあります。

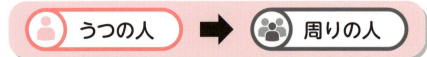

うつの人 → 周りの人

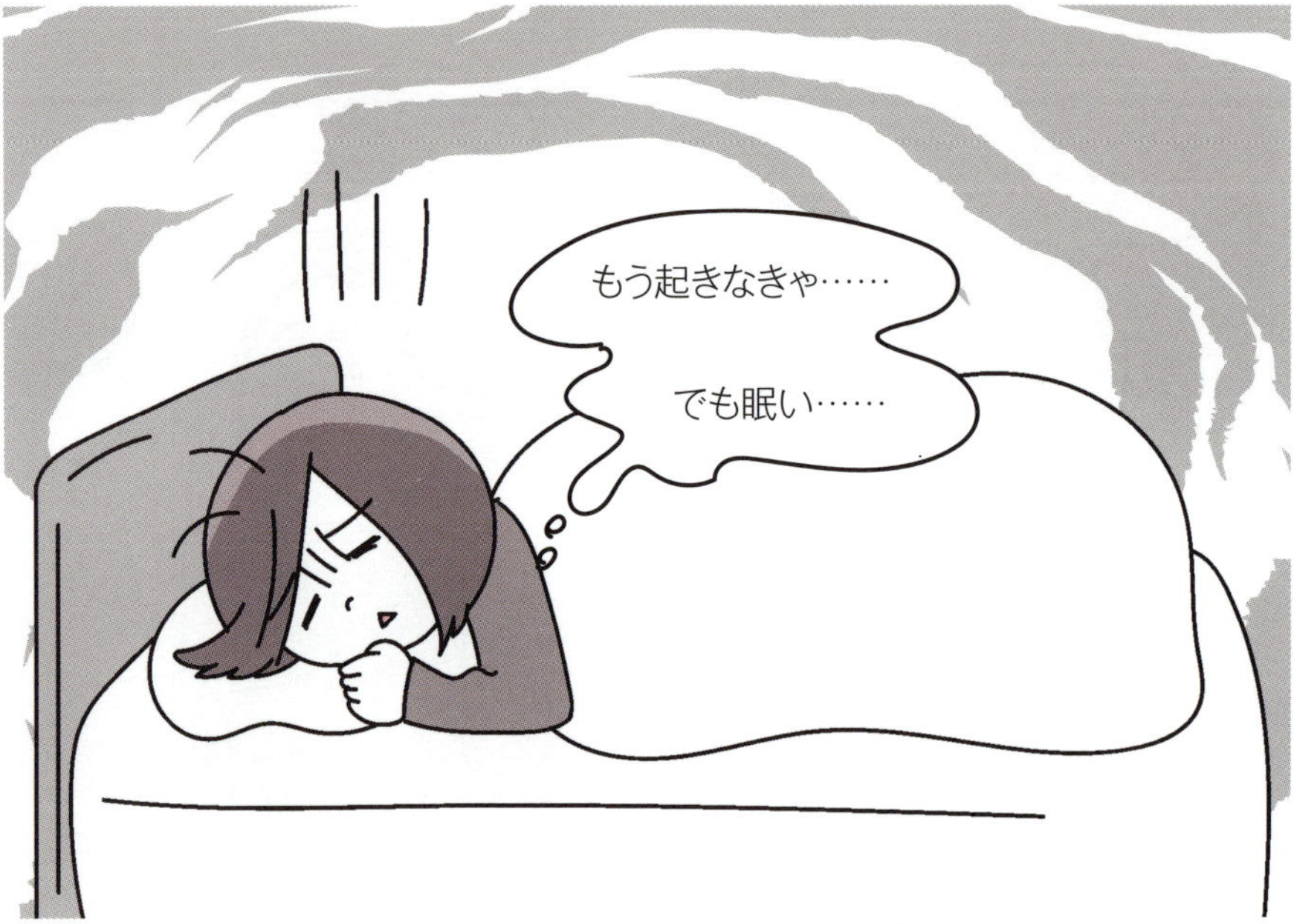

朝決まった時間に起きて会社や学校に行くのは、ごく当たり前のことです。ところがうつを発症すると、その「ごく当たり前のこと」がとんでもなく難しくなる場合があります。ここでも本人は必死に起きようと思っていますが、起きられないまま時間ばかりが過ぎてしまいます。甘えや怠惰のように見えても、本人はそのことでひどく自分を責め、自信を失っているものです。

そもそも不眠のところで説明したように、弱った原始人は、夜は寝ず、昼夜逆転して回復を図ったのです。だから、昼夜逆転のほうが正解ともいえるのです。ただ、残念ながら現代社会では、日中仕事があり、それに合わせなければなりません。朝起きられなくなった、そのせいで遅刻や欠勤が増えた、そして昼夜逆転生活になってしまった……本人は、とても自信を失い、自分を責め、不安になっているものです。たとえ寝過ごしていても、本人なりにかなりの努力をして、起きようとしていることがほとんどです。

起きられないのはうつの症状であり、責めたりしないよう心がけましょう。

理解のポイント

- 体が重くて起き上がれない
- 起きたとしても支度に時間がかかってしまう
- 昼夜逆転は、人が回復しようとするあかしと考える

もしもあなたがうつなら…

朝起きられないことで仕事や通学などに支障が出ているようであれば、どの科でもいいので受診してみましょう。もしも現在休養中、治療中なのであれば、まずは無理をして生活リズムを整える以前にとにかく寝られるだけ寝るようにするのが肝心です。休養や治療の効果が現れれば、生活リズムはやがて自然に整ってくることが期待できます。

家族にこうしてほしかった①

できるだけ普段と同じように接してほしい

ここまで、うつの症状を理解するいくつかのポイントについてお話ししてきました。ここで、うつの当事者から寄せられた「家族にはこうしてほしい」「こうしてほしかった」というポイントを挙げてみましょう。

まず、「腫れ物に触るような扱いをせず、なるべく普段と同じような態度で接してほしい」というのがあります。家族の誰かがうつを発症すると、周囲はその人を大切に思うあまり、「うつの人に頑張れって言うのは禁句なんだよね？」などとやたらに気を遣ってしまい、結果として家族間の会話自体が減ってしまったり、本人への言葉かけがぎこちないものになったりすることもあるのです。実はこれは本人にとって「私は家族に迷惑をかけている」と受け止められ、けっこうつらいものなのです。

本人にかける言葉としては、もちろん「しっかりしないと」「心が弱いからそんなことになるんだ」のような無理解な、とげとげしいものであってはいけませんが、それらに気を付ける以外は普段と同じような何気ない会話を大切にしましょう。具体的には、天気の話、芸能人の話、ゴシップ、ニュースの話など、普通の会話をしてほしいのです。

そして、内容より会話の量に注意してください。会話量が少なくなると、空白の時間に本人はネガティブなことを考え始めるからです。心が動かなくなってしまっている本人は、笑顔で返事をしたりすることはできないかもしれませんが、それでも本人を思う家族の気持ちは伝わるものです。

ただ、「調子はどう？」という漠然とした声掛けを毎日されると、気を遣わさない答えを毎回探さなければならないのでつらい、という方もいます。「眠れた？」とか、「ご飯は食べた？」などと「はい」「いいえ」で答えられる質問を工夫するといいでしょう。

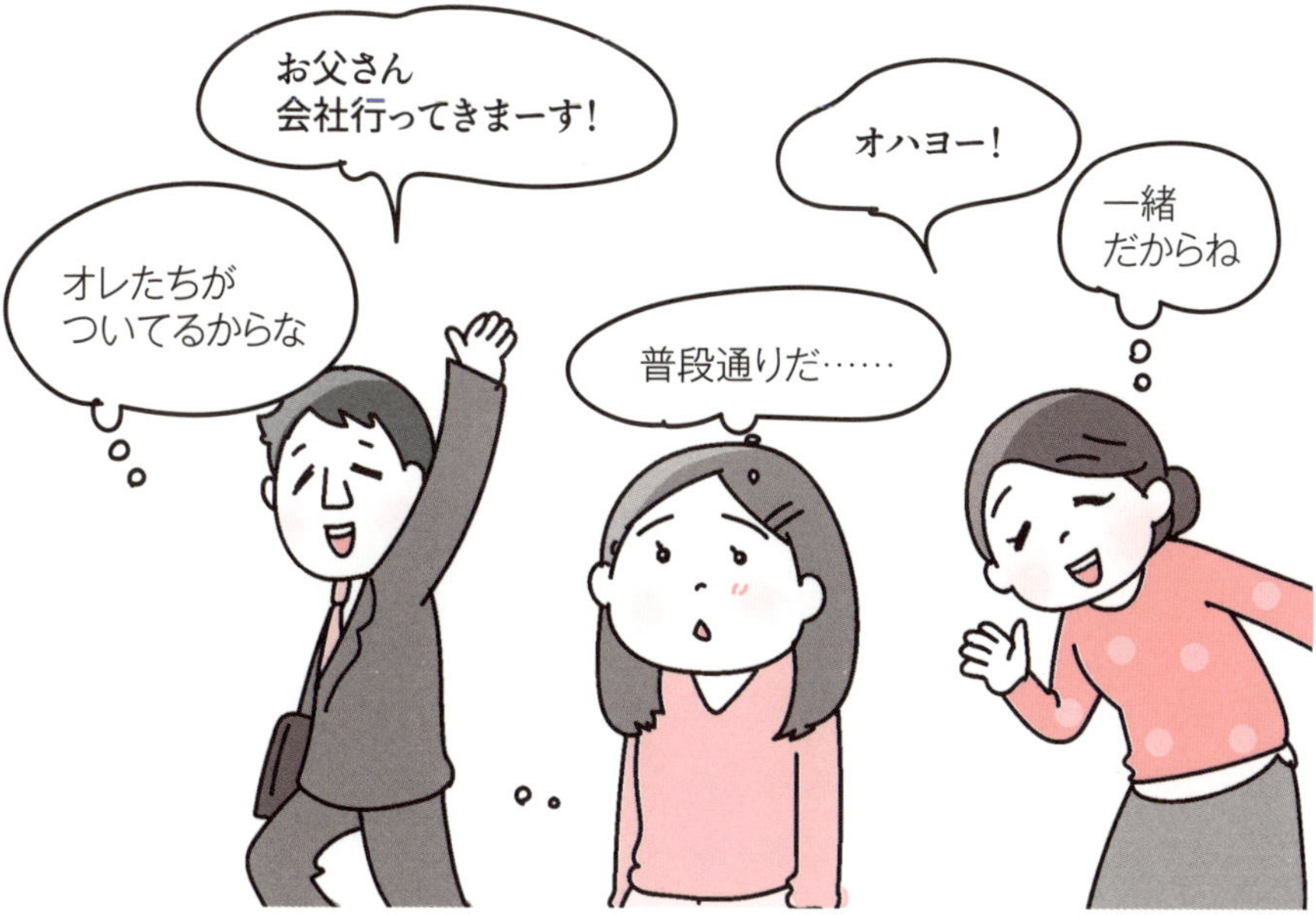
お父さん
会社行ってきまーす！
オハヨー！
一緒
だからね
オレたちが
ついてるからな
普段通りだ……

家族にこうしてほしかった②

動揺せず、必要なときにはケアを

本人は家族に対して「普段と同じように接してほしい」と思っていますが、それは「動揺せずに受け入れてほしい」ということでもあります。

家族の誰かがうつを発症したとなると、周囲の誰もがショックを受けます。しかし、そこで家族が動揺を見せてしまうと、そのことがまた本人を苦しめるのです。

本人は、家族が動揺していることで「自分の存在が家族に迷惑をかけている」と思ってしまいます。場合によっては、「自分なんていなくなってしまった方がみんなのためなんだ」となり、自殺を考えてしまうことも少なくありません。本人がうつを発症したことで、父親が母親を責めたり、あるいは逆のパターンや、親同士がいさかいになったりすることもありますが、それは絶対に避けたいところです。もしそうなりそうなら、ぜひ家族のほうがカウンセラーなどを頼ってください。

うつを発症していても、家族を動揺させないために、頑張って明るい顔をしようとする人もいます。しかし、そもそも明るくなれないのがうつ病です。無理して頑張って、結局は余計に苦しくなってしまいます。

家族に対して「放っておいてほしい」と考える人もいます。これは自暴自棄になってそう考えているのではなく、「必要なときにはケアしてほしいけど、基本的にはそっとしておいてほしい」ということです。放っておきながら目は離さない、そんな感じが望ましいでしょう。

たとえば、本人が話したがっていれば、聞いてあげるようにします。この場合も「アドバイス」は厳禁です。ただひたすら聞いてあげる「傾聴」に徹しましょう。

最近はかなり知られるようになってきていますが、少なくともうつの症状が重い時期には、「励まし」は禁物です。症状が回復してくれば、少しずつ励ましの言葉をかけられるようにもなっていきます。しかし、それはもう少し先のことになるでしょう。

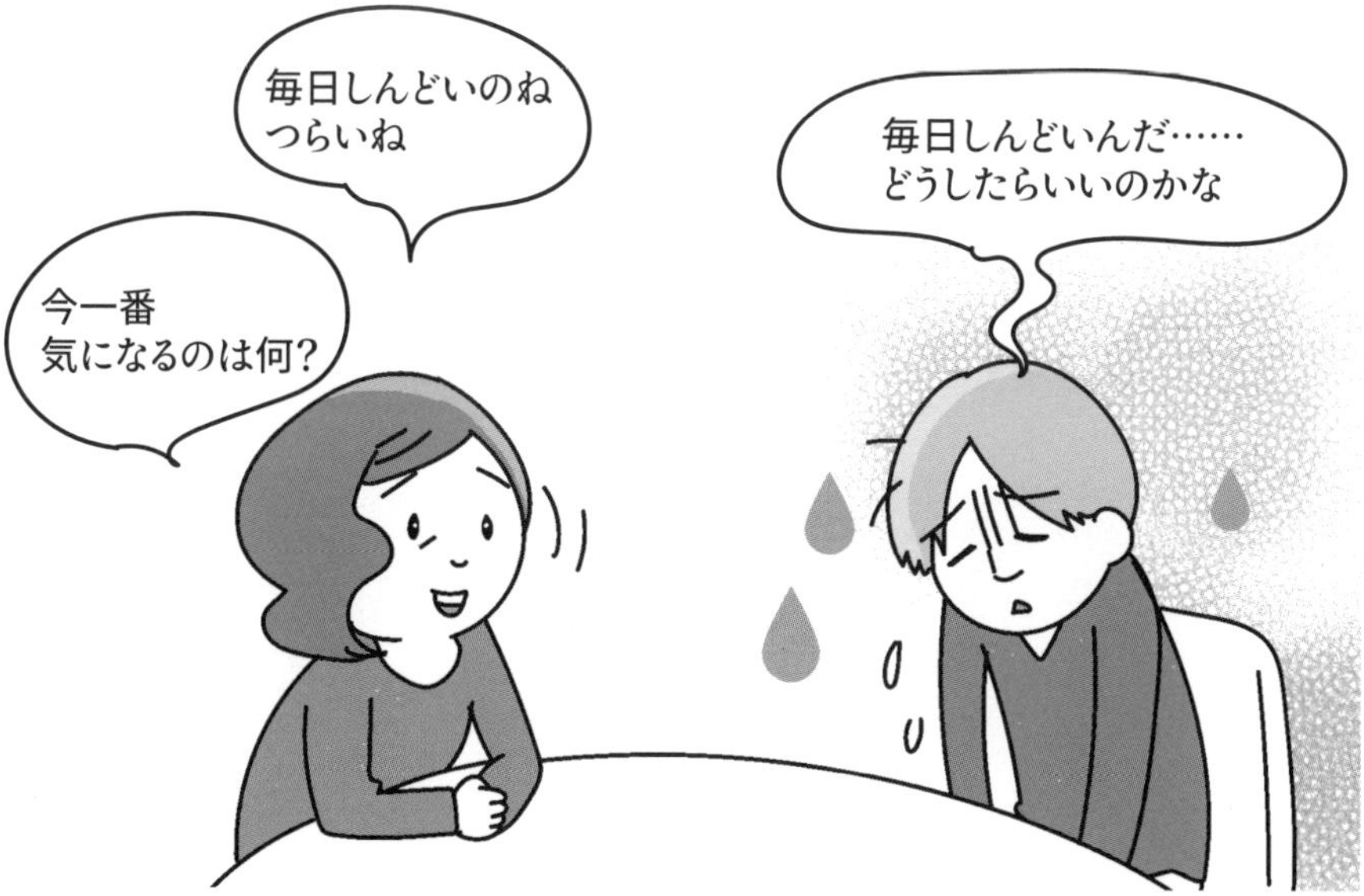
毎日しんどいんだ……
どうしたらいいのかな
毎日しんどいのね
つらいね
今一番
気になるのは何？

Column

うつと自律神経失調症・適応障害・パニック障害

自律神経失調症という診断名が、うつの人に使われることがあります。うつと言うと精神的な病になってしまったと落ち込みやすい人が多いからです。うつの症状のうち身体症状に注目してつけられる病名ですが、私たちとしては、医師の処方に従う以外は、基本的に「つらいことから離れ、養生する」という本書で紹介しているうつ対策をすればいいのです。

皇后雅子さまが苦しんだことでも知られるようになった適応障害は、医師が「うつっぽくなる原因が明確で、おそらくその原因から離れればよくなるだろう」と判断した時につけられる病名です。本書で紹介している、うつ対策をすることに変わりはありません。

うつ関連で、良く聞かれる病名にパニック障害があります。パニック障害とは、わけもなく突然強い不安に襲われ、心拍数が急上昇したり呼吸が苦しくなったりという症状が見られるものです。発作のときの苦しさは「このまま死んでしまうのでは」と思ってしまうほどのもので、そのため「また発作が起きるのでは……」という不安や恐怖が非常に強くなり、電車やエレベーターなど、すぐに出られないような場所に入れなくなってしまう人も少なくありません。

医師の診断は変わっても、パニック発作が出る人はほとんどうつっぽくなっているので、患者側としての対処は、本書のうつ対策で問題ありません。

第3章

「最近どうしたんだアイツ……」職場編

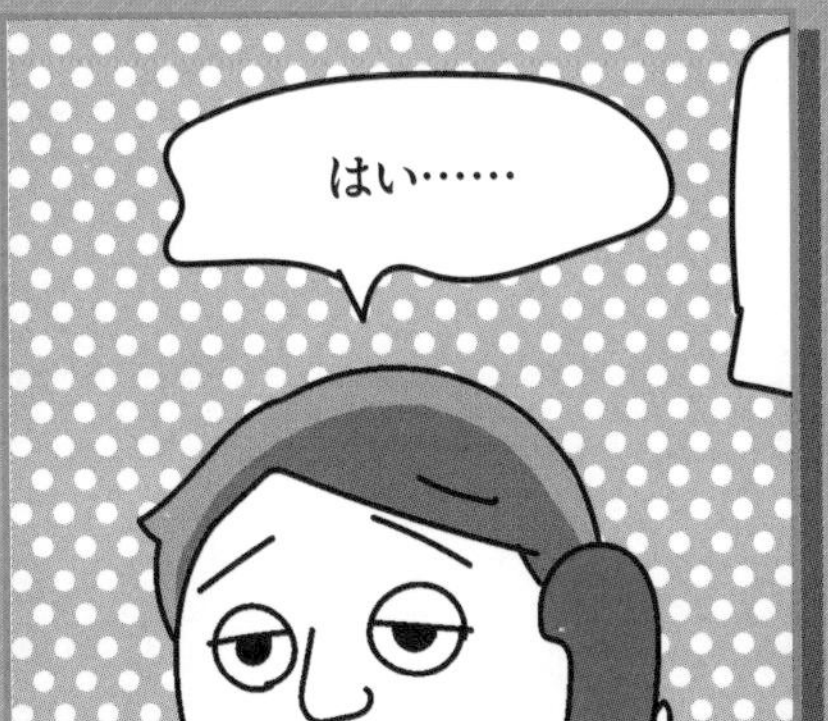

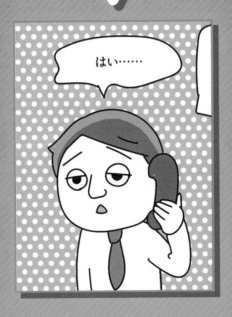

うつと職場

無理して頑張ってある日エネルギーが切れてしまう

社会人の多くは生活するお金を得るために働いています。うつに限ったことではなく、病気になって働けなくなれば、お金が入らなくなってしまうでしょう。それに、お金の問題だけではありません。たとえば職場での立場から「今ここで仕事に穴を開けるわけにはいかない」と思ったり、取引先などに迷惑をかけてはいけないなどと考えたりもして、多くの人はすぐに休職するようなことはせず、体が動く限りはなんとか頑張って出社して、極力今までどおりに働き続けようとするのではないでしょうか。

しかし、無理して働き続ければ、体調を崩したり、病気になったりするものです。その代表がうつです。疲れ果てた状態になり、これまで紹介してきた症状が出て苦しみます。本当は休めば元に戻るのですが、ところが、うつの不安や自責の念が逆に仕事を休ませない方向に働いてしまうのです。「職場や取引先に迷惑をかけないようにしなければ……」と無理をして頑張ってしまいますし、周囲に心配をかけまいと、作り笑顔で元気そうにふるまうのです。

そんなとき、心のエネルギーが切れかけているのに、本人は無理をして頑張って、必死に仕事のパフォーマンスを維持しようとしています。当然、心身の疲労は人知れずどんどん限界に近付くわけです。そして、そのことはなかなか周囲に気付かれません。

しかし、あるとき心のエネルギーが完全に切れてしまえば、もう気力で頑張ってカバーできる状態ではなくなってしまいます。気力を振り絞ろうにもその気力がまったくなくなっていますし、どうにか頑張ろうと思っても頑張る力はもう残っていません。昨日まで普通に出勤していたように見えたのに、突然家から出られなくなって、そのまま休職……という人は少なくありませんが、本人の中ではそのような心身のエネルギーの低下と疲労やストレスの蓄積が、かなり以前から続いていたわけです。

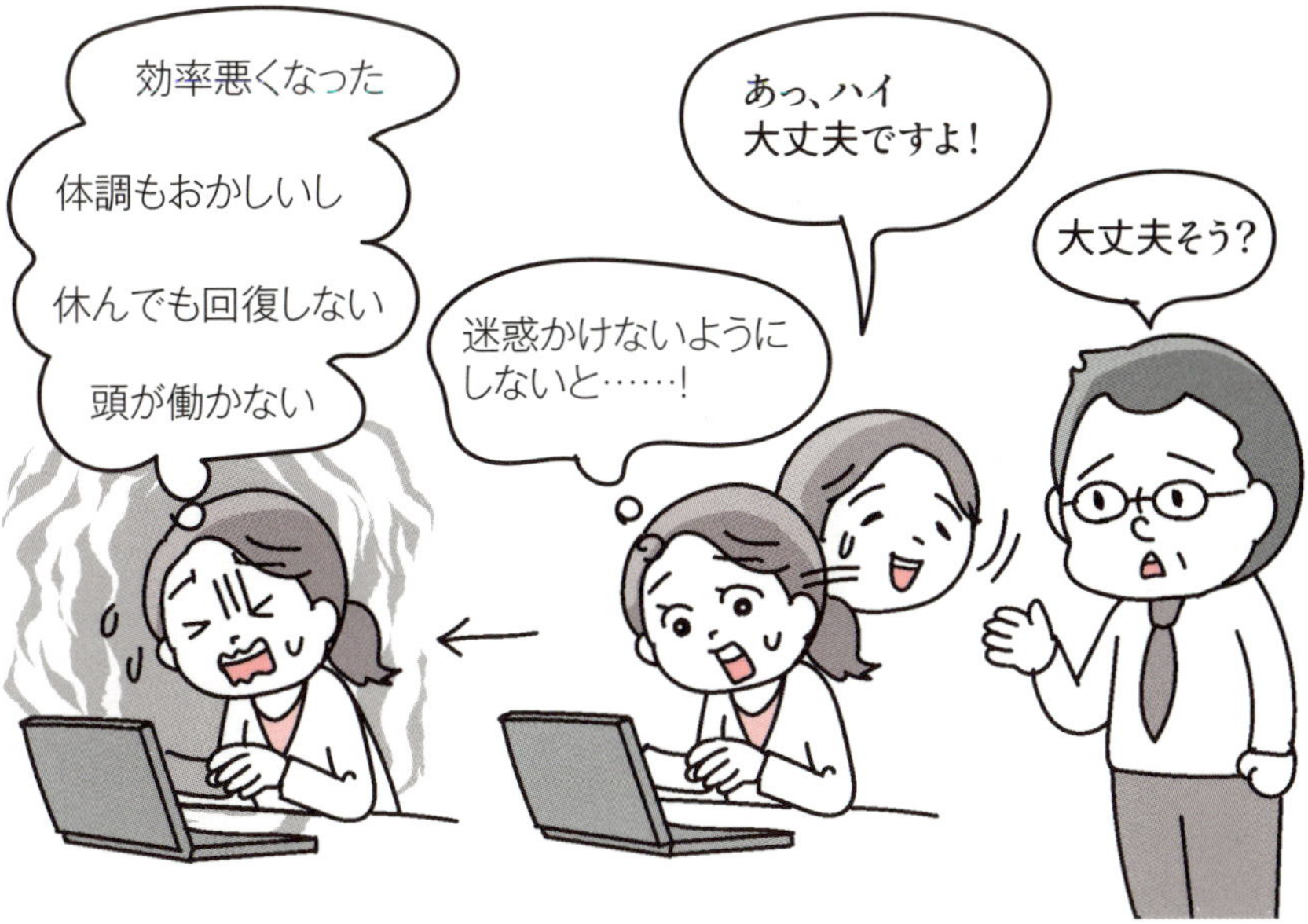
大丈夫そう？
あっ、ハイ
大丈夫ですよ！
迷惑かけないように
しないと……！
効率悪くなった
体調もおかしいいし
休んでも回復しない
頭が働かない

職場

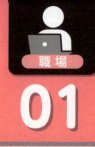

01 常に不安そうに考えごとをしている

「反芻《はんすう》思考」（「ぐるぐる思考」）から抜け出せない

職場に限った話ではありませんが、うつの人はいつも不安そうに考えごとをしているように見えるときがよくあります。たとえば職場では、そのために作業の手が止まってしまっていることも珍しくありません。

うつのときは不安感が強くなり、先のことをネガティブに考えてしまう思考パターンが強くなります。前向きに考えることができなくなり、ネガティブな考えごとを繰り返すようになってしまうのです。また、過去のことをいつまでも悔やんでいる場合も多く見られます。

そのようにループする負の思考が「反芻思考」で、よく「ぐるぐる思考」などと呼ばれています。それ自体は心の病気でなくともよくあるものですが、うつの場合は負のループにはまると気持ちの切り替えができず、抜け出せなくなってしまいます。考えていることは「こうしたら失敗する、別のことをしたら……これもダメ」と、すべてネガティブな結果につながる想像なので、結局行動に移すことができないのです。

周りの人 ➡ うつの人

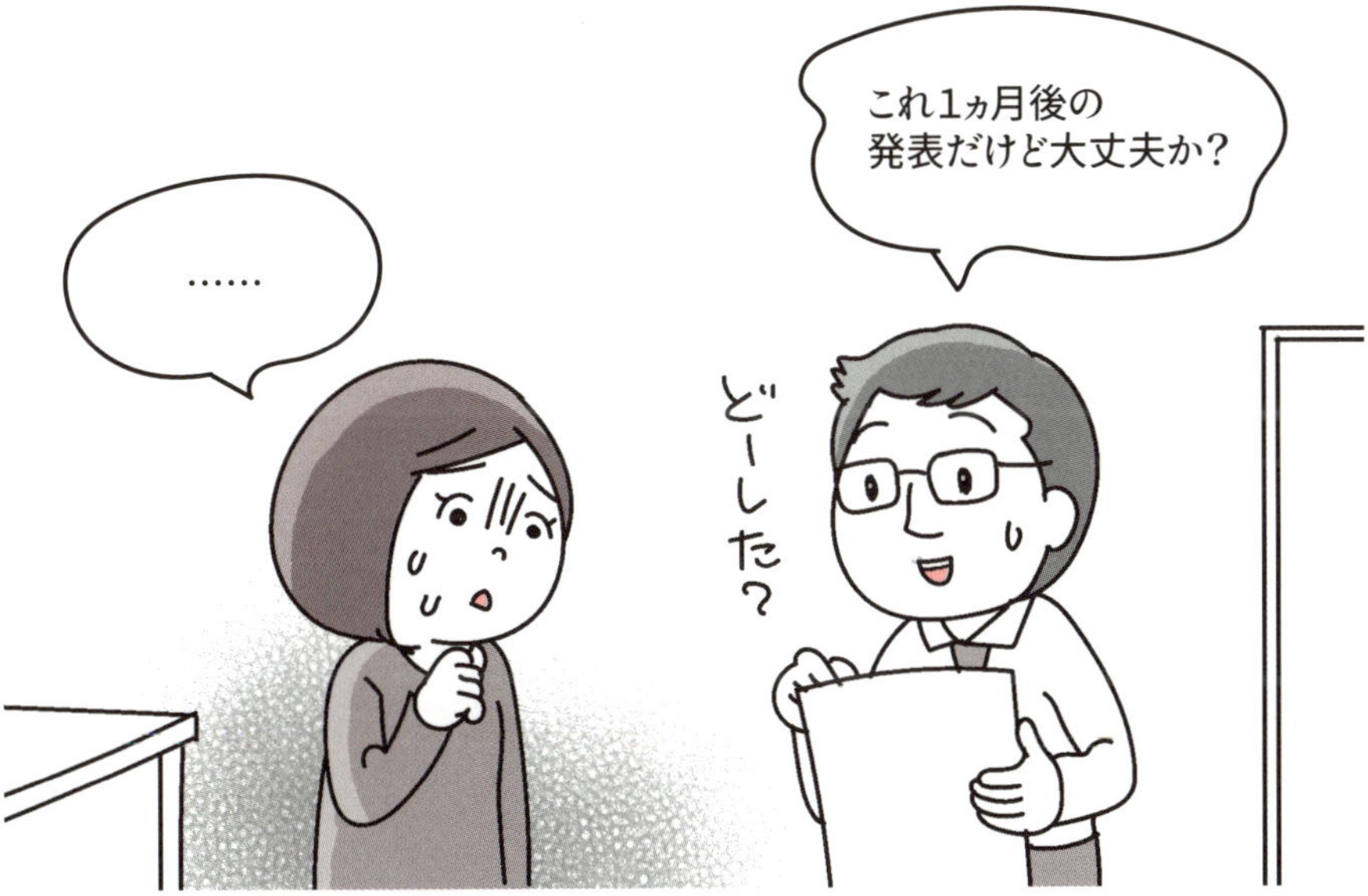
これ1ヵ月後の
発表だけど大丈夫か？
どーした？
……

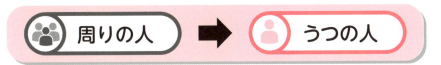

職場で一か月先のプレゼンを任された部下。何となく不安そうにしているので上司が様子を聞くと、部下は、ありもしないこと、小さなことを気にかけて心配しているようです。いくつかアドバイスしても、なかなか安心してくれません。結局、何をどう不安に思っているのか、それともほかに理由があるのか、さっぱりわからないので、上司としてもどう対応したらいいか困ってしまいます。

うつの人 → 周りの人

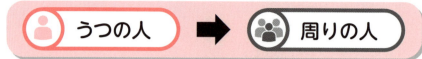

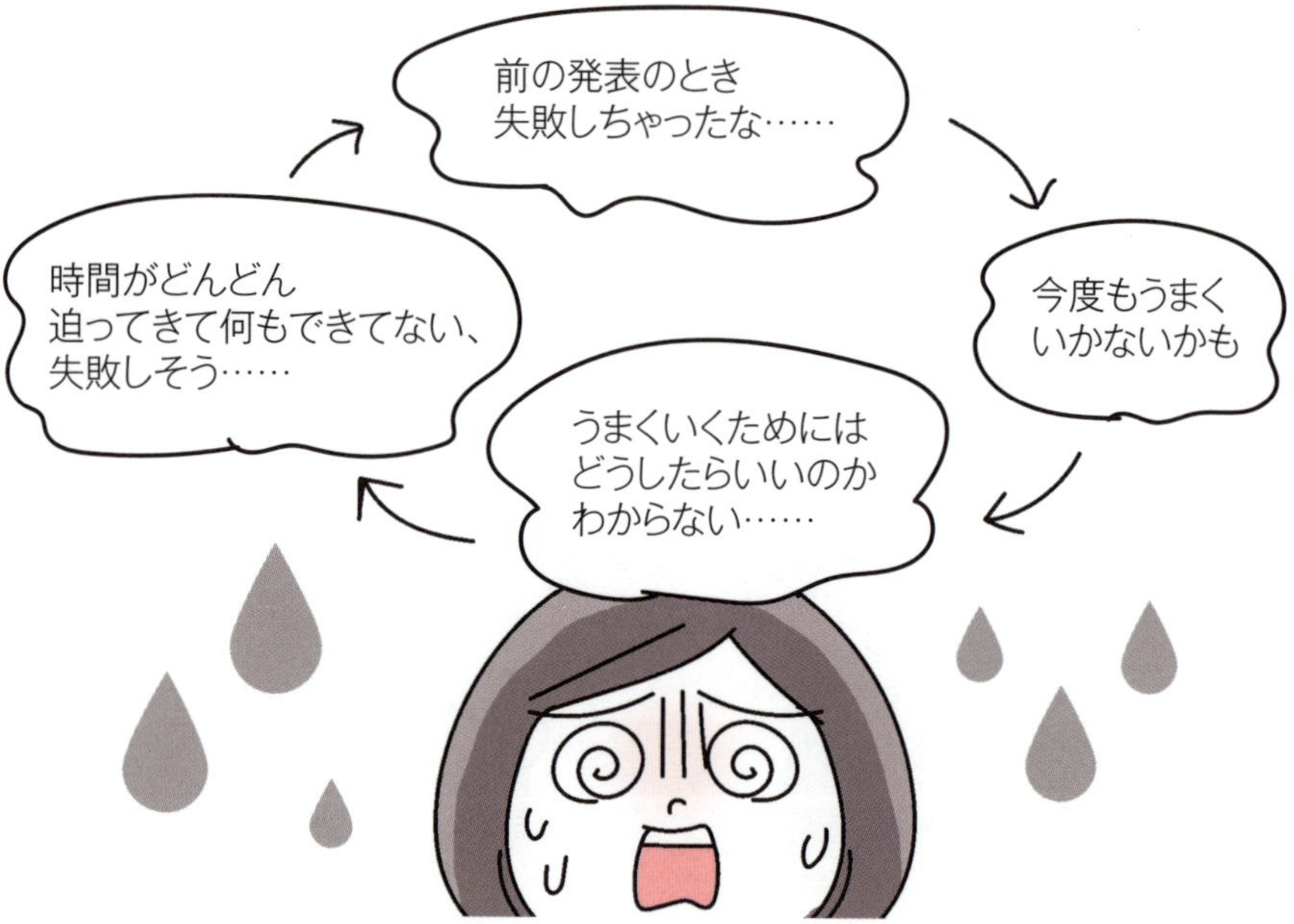
前の発表のとき
失敗しちゃったな……
今度もうまく
いかないかも
うまくいくためには
どうしたらいいのか
わからない……
時間がどんどん
迫ってきて何もできてない、
失敗しそう……

本人の頭の中は、典型的な反芻思考（ぐるぐる思考）に占領されてしまっています。自分でも考え過ぎだとはわかっていても、失敗すると大きな迷惑をかけ、会社を辞めさせられる……などの極端な思考になってしまいます。周囲が「気楽に」とか「行動第一」などと言っても、うまくいきそうもないことを、疲れ果てた状態で「やろう」という気力はわかないのです。

以前は考えるよりも先に手を動かすようなタイプだった人が、不安そうに考えごとにふけっているように見えることが増えた場合、注意が必要です。反芻思考は誰にも起こることで、すべてがうつなどの病気と結び付いているというわけではありませんが、明らかに以前と違うふさぎ込んだ様子が２週間以上長引いていたら、心の不調の可能性が考えられます。できれば本人と話し合ってどんな具合なのかを確かめ、場合によっては早めに休養を取ってもらったり、病院を受診してもらうようにしましょう。

理解のポイント

- 反芻思考（ぐるぐる思考）になってしまっている
- 先のことに対する不安や過ぎたことへの後悔をいつまでも考え続ける
- 考えるほどどんどんネガティブになる

もしもあなたがうつなら…

反芻思考の対処法としては、「他のことをする」のが簡単で有効とされていますが、うつの場合は症状として反芻思考に陥ってしまっているので、気晴らしで不安を切り替えることが難しい状態になっています。そのような時一番効果的なのは、仕事から離れることです。数日の休みだと、その後自分でフォローしなければならないので、安心できません。思い切って1週間ほど休んでみましょう。

職場

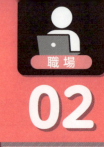

02 やる気がなくなっている

「やらなければ」と思ってもできない

うつ病を発症すると、何ごとにも意欲が極端に減退してしまいます。もちろん仕事も例外ではありません。体が重くなって思うように動けず、頭も重くて集中できず、何より意欲がわきません。当然、仕事のパフォーマンスはがた落ちになります。以前とは別人のような覇気のない様子に、周囲の人たちは驚いてしまうことでしょう。

やる気の低下は、以前だったら「私がやりましょうか」と積極的だった人が、仕事をお願いしても「これはやる意味がわかりません」とか「どうして私がやらなければならないんですか」などと仕事を受けない傾向として現れることもあります。職場によっては「なんでできないんだ」「やる気がないのか」と責められることになりかねません。しかし、本人は「怠けている」という意味で「やる気がない」のではないのです。心の中では「やらなければ」と思っていても、気力がわいてこないのです。何もしていなくてもしんどさがあり、それ以上の気力や体力を使うことを、どうしても避けてしまう状態なのです。

周りの人 ➡ うつの人

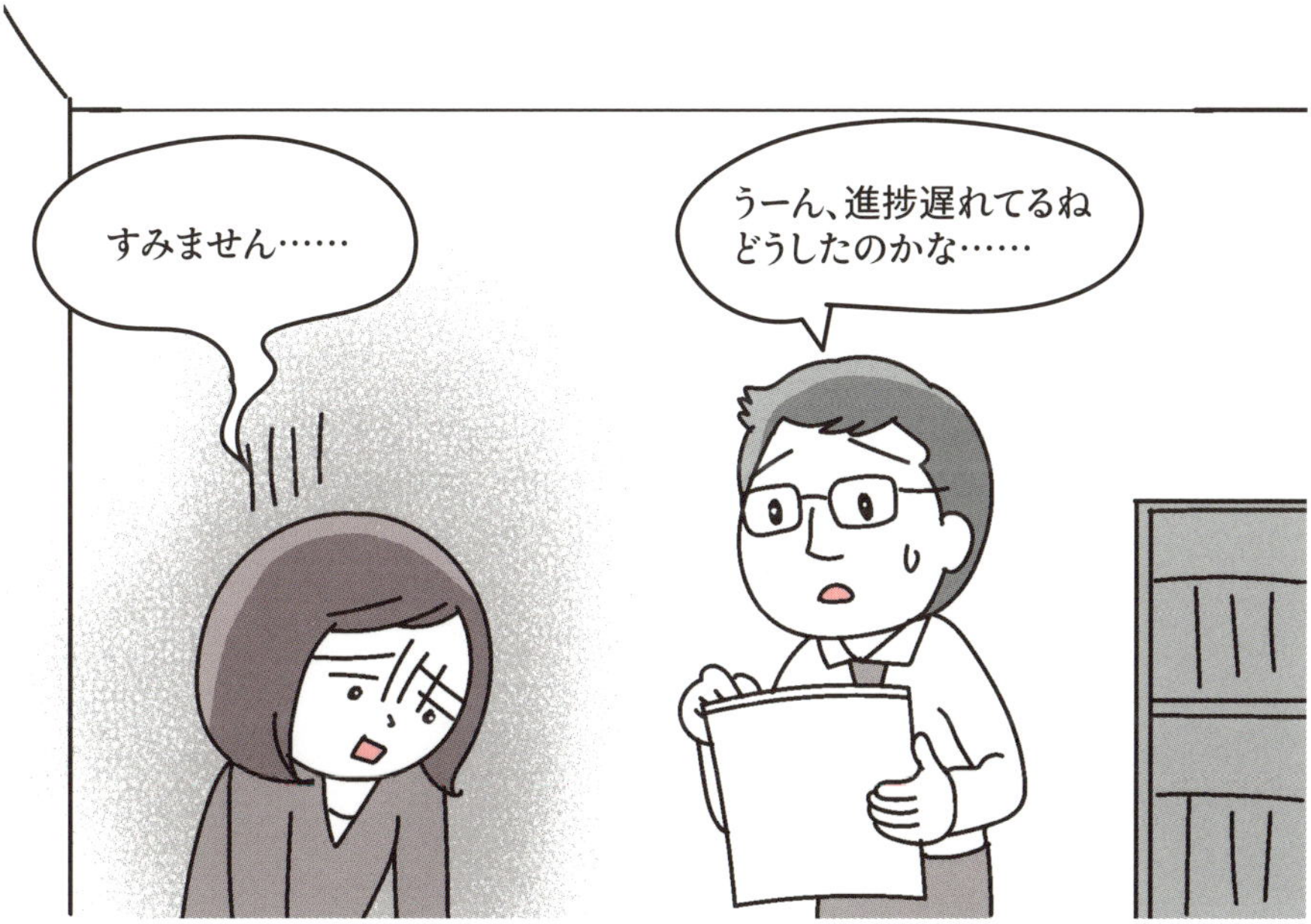
すみません……
うーん、進捗遅れてるね
どうしたのかな……

上司は部下の仕事の進捗ペースが落ちているのを気にかけています。本人が以前は精力的に動いてバリバリ仕事をこなすようなタイプだったりすると、ますます心配になってしまうことでしょう。しかし本人の様子は何だかぼんやりとして、まったく覇気が感じられなくなっています。この仕事に興味がなくなったか、何か人間関係のトラブルでもあるのか……。

うつの人 ➡ 周りの人

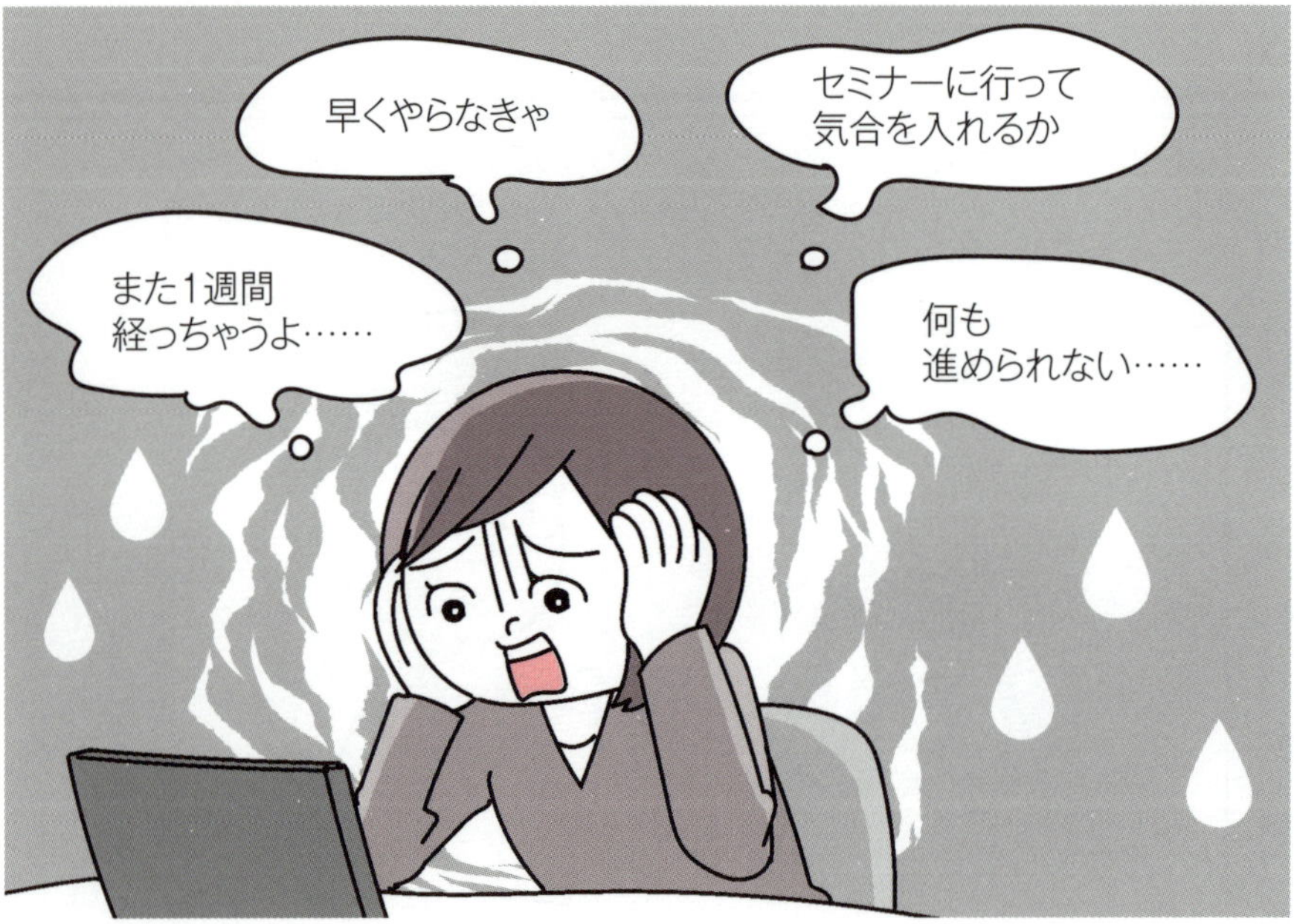
早くやらなきゃ
セミナーに行って
気合を入れるか
また1週間
経っちゃうよ……
何も
進められない……

やる気の喪失は、本人にとっても大変な問題です。社会人としての自信をどんどん失っていくし、自暴自棄な気持ちにもつながります。
それに対し本人は、必死に抵抗し、自己啓発や宗教などを頼ることもありますが、エネルギー自体が低下しているので、そのような外的刺激で意欲が回復しても、ほんの一瞬で終わります。

一方でそんな自分を責めてもいます。ですから資格の勉強を始めたり、急に難しい仕事を希望したりしますが、当然うまくいかず、さらに落ち込みます。

意欲の減退は、うつの症状として見た目にわかりやすいもののひとつです。急にやる気が見られなくなったり、あるいは不自然に意欲的な言動をするなどの波が激しくなっている人がいたら、うつの可能性を疑い、休養や受診を勧めるようにすべきでしょう。

理解のポイント

- うつのせいで、意欲がわかなくなってしまう
- 「やらなければ」と思ってもどうしてもやる気が出ず、うまくいくとも思えない
- 言い訳、不在、人への押し付けとして出ることも

もしもあなたがうつなら…

このような状態に陥っている人が今現在、必死に仕事にしがみついているようなら、まずは仕事を休み、一刻も早く病院を受診しましょう。うつのせいで意欲が落ちているのなら、自己啓発などで気力を出そうとしても空回りするだけです。頑張ろうとすればするほど頑張れず、気持ちはどんどん悲観的な方へと向かってしまいます。無理に仕事をするよりも、いったん休むのが先決です。

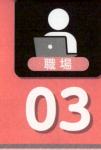

03 締切を守れない

頭が働かず、仕事に時間がかかってしまう

前ページの続きのようなお話ですが、うつを発症すると意欲が減退するだけでなく、思考力や決断力、さらに理解力や記憶力や集中力など、頭の働きがすべて低下したように感じられることが少なくありません。仕事の質も低下しますが、時間も大幅にかかるようになってしまい、スケジュールどおりに仕事を終わらせたり、締切に合わせて書類を提出することなどがとても困難になります。

資料などを読んで理解する、考えをまとめる、適切に決定を行う、実際に作業をする、そして書類にまとめたり仕事の成果物の形にする……以前だったらスムーズにできていたことが、まるでできなくなってしまうのです。迷路に入り込んだようだと感じる人もいます。

更にうつになると、人が怖くなり、わからないところを先輩に聞くことができなくなったり、調整が苦手になったりします。結果一人で資料と格闘し、時間がかかるのです。さらに残業しても、根気がなく、ただぼーとパソコンを眺めているだけの状態になりますが、そこで帰って休養しようという切り替えもできないのです。

周りの人 ➡ うつの人

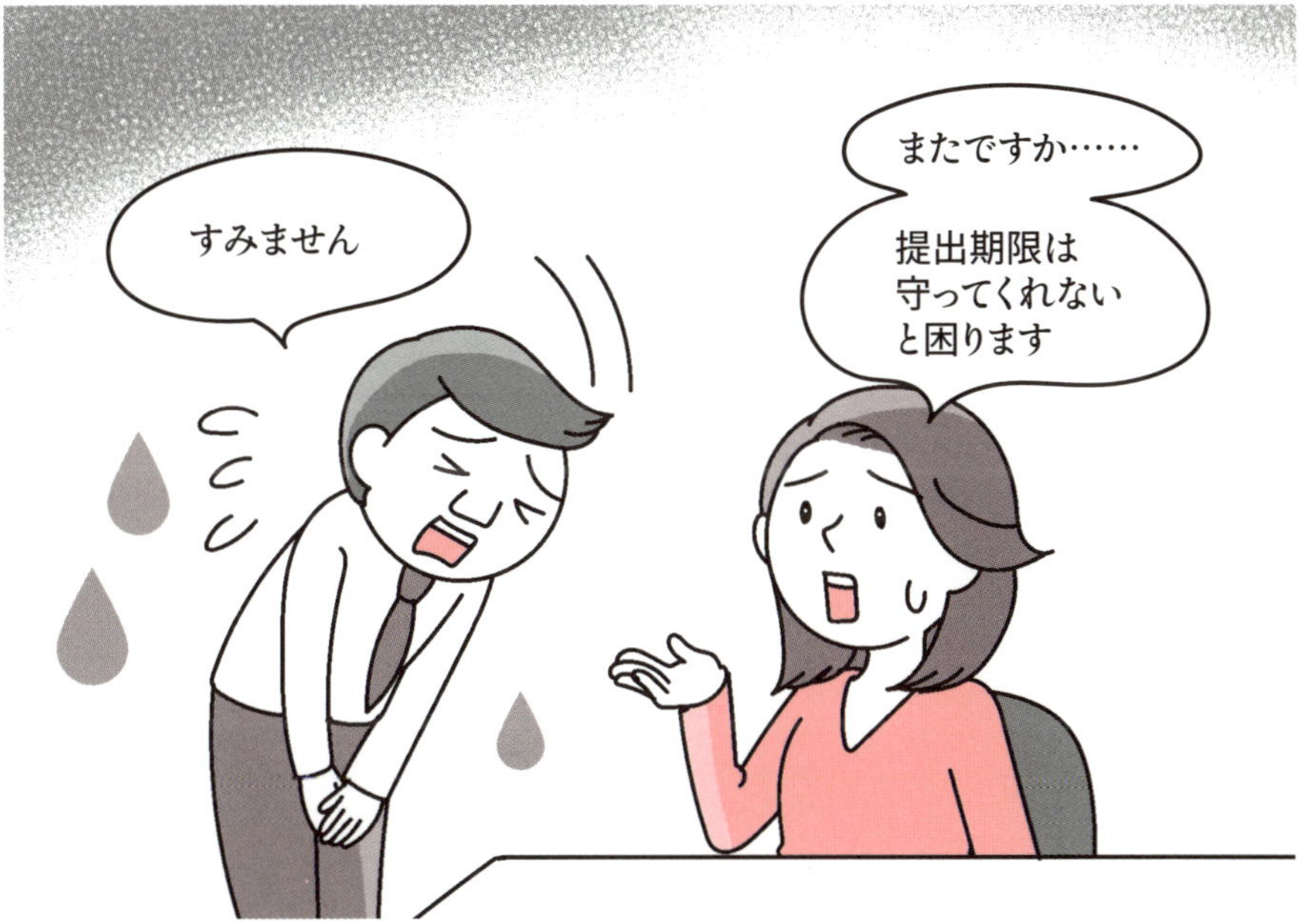
すみません
またですか……
提出期限は
守ってくれない
と困ります

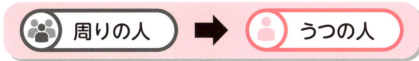

納期の厳守は、ビジネスの基本の「き」です。誰もがそれをきちんと守ることで、仕事が回っています。ところが１人が締切を守れないと、仕事の内容によっては全体に大きな影響が出てしまいかねません。元々ルーズな性格などではなかったはずなのに、締切を守れないことが続くようだと、周囲は不信感を抱いてしまうことでしょう。

うつの人 → 周りの人

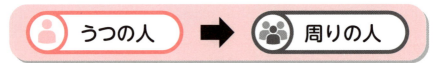

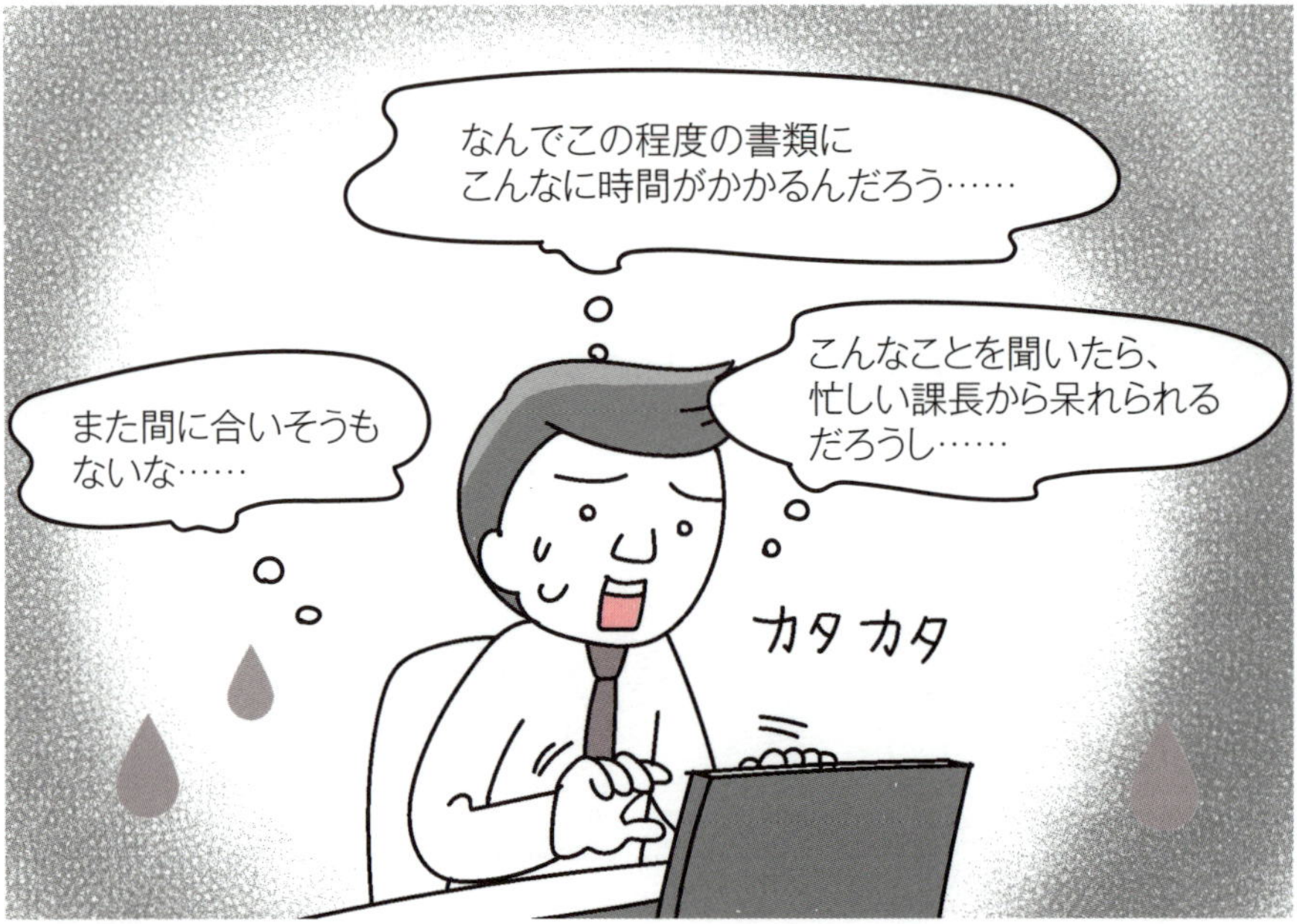
なんでこの程度の書類に
こんなに時間がかかるんだろう……
こんなことを聞いたら、
忙しい課長から呆れられる
だろうし……
また間に合いそうも
ないな……
カタカタ

能力と気力の低下を感じて、何とかしたいと思っていますが、なぜそうなったかがわからないので、対処ができません。さらに気分に波があるので、自分でも先が読めない状態に陥り、「できるときにやろう」とわざわざ無理なスケジュールで仕事をしてしまい、結局疲労を悪化させ、期日に間に合わず絶望するのです。

また、うつには波があります。さっきまではやれそうと感じ、頭も動いていたのに、急に気持ちと頭が止まってしまうのです。

これらの要素が重なるため、誰もが「すぐにできる」ぐらいに思うようなことでも、やたらと時間がかかってしまうようになります。周囲からは「こんなこともできないのか」と思われてしまうこともありますが、それが本当にできなくなってしまうのがうつなのです。

理解のポイント

- 頭が働かなくなり、以前よりも仕事に時間がかかってしまう
- 対人恐怖的になり、人に聞けなくなる
- 波もあるので先が読めない

もしもあなたがうつなら…

締め切りを守れないのは、社会人として大きなショックです。その時点で、自分の努力とか能力の問題ではなく、「うつ状態」の可能性を考えて、専門家に相談してみてください。今回の遅延が明確な外的原因によるものでないなら、また締め切りを守れない状態が生じるかもしれません。すると評価はもっと下がります。その前にきちんとうつの対処を始めましょう。

職場

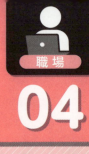

04 得意だったはずのことができない

「取り柄がない自分はもうおしまいだ」となりやすい

うつになると慣れたことや負荷の低いものは、いつものようにできますが、新しいこと、負担の大きいものは急にできなくなります。本人にとって、他の人にはできない難しい作業ができる、得意分野だと思っていることが、うつになると急に苦手になってしまうことがあります。慣れていても強度が高いからです。学生の場合、得意科目の成績が落ちることもあります。

さらに、うつの症状とその業務が相性が悪いと、できなくなる感がさらに極端になります。例えば、営業が得意だった人が、うつの対人恐怖のおかげで、急に営業成績が上がらなくなるのです。

職場のエースの急な失速に、周囲は驚いたり、不安に思ったりすることになります。また本人は、得意な仕事でバリバリ活躍し、周囲に頼られてもいたのに、それができなくなってしまった……となると、感情がネガティブな方向に振り切れやすいといううつの症状の特性と相まって、「何もできなくなった」「取り柄がない自分はもうおしまいだ」という絶望的な気持ちに向かいやすくなってしまうのです。

周りの人 → うつの人

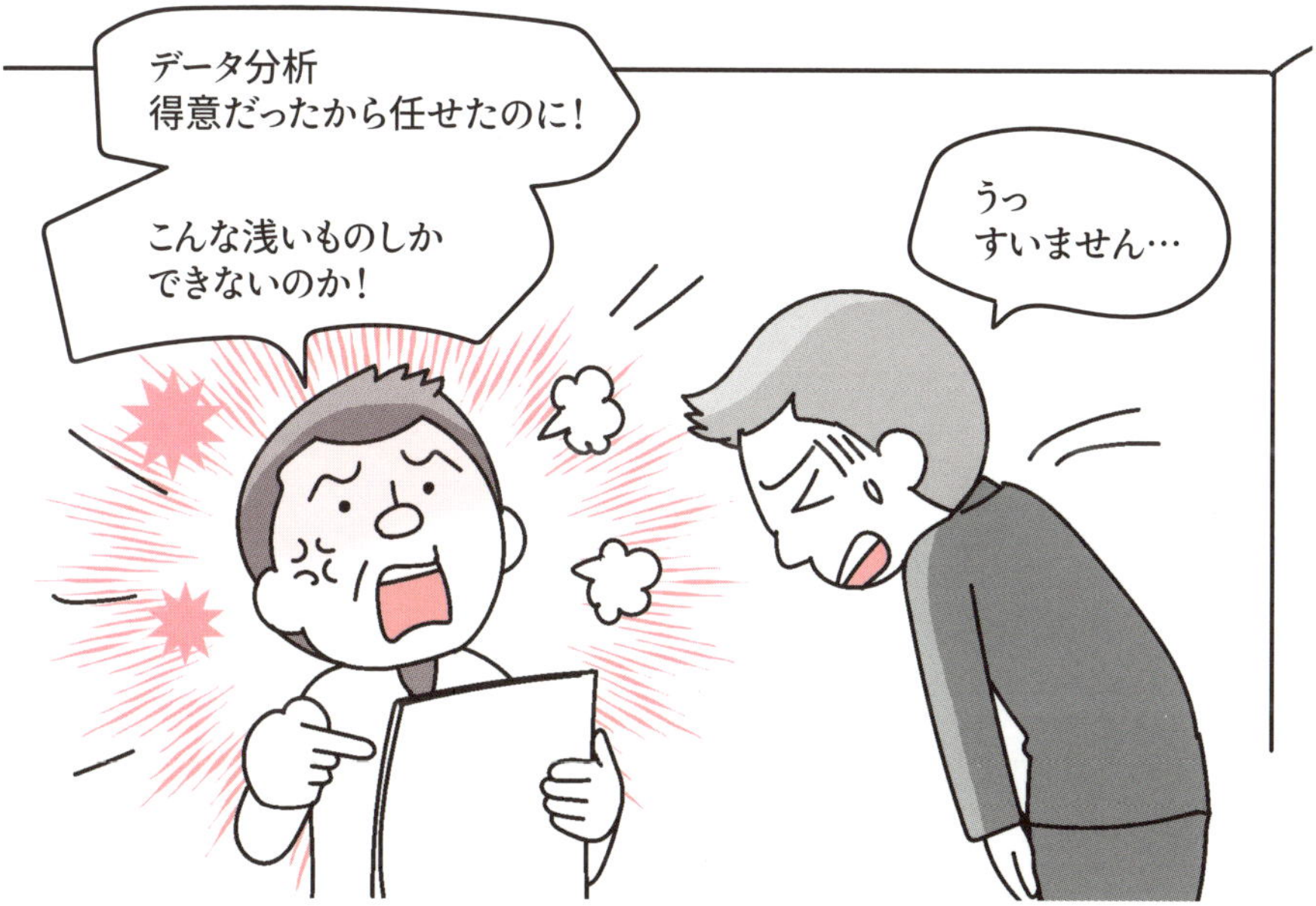
データ分析
得意だったから任せたのに！
こんな浅いものしか
できないのか！
うっ
すいません…

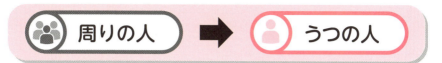

データ分析を得意としていた男性。周囲は「彼なら大丈夫」と安心もし、「彼ならやってくれる」と期待もしていたのですが、でき上がったものは悲惨な内容だったようです。上司は「こんなザマでは重要な仕事は任せられない」と立腹しますが、本人を責める前にいったん立ち止まって「どうしたのだろう？」と冷静に考える必要があるかもしれません。

うつの人 → 周りの人

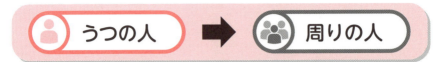

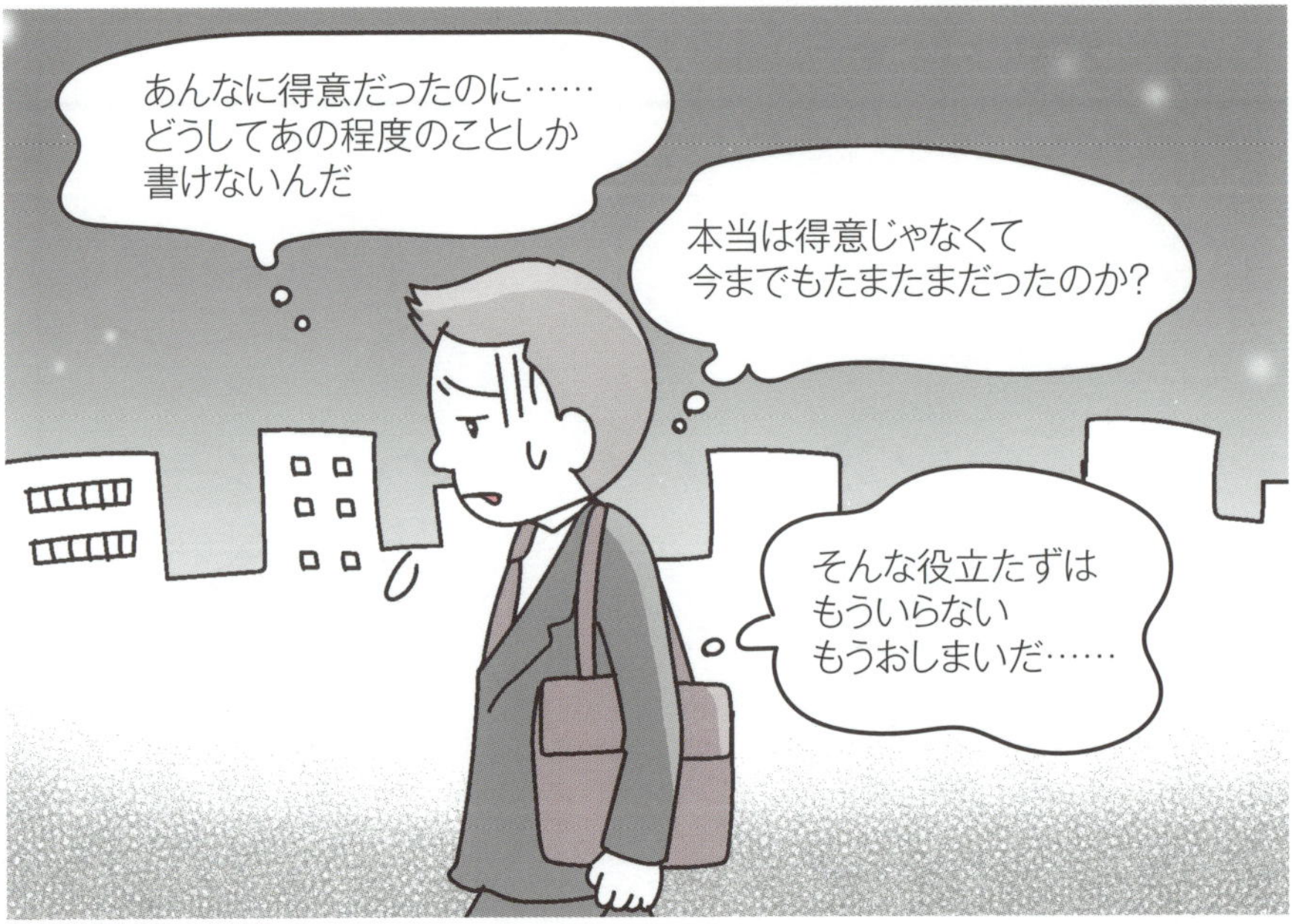
あんなに得意だったのに……
どうしてあの程度のことしか
書けないんだ
本当は得意じゃなくて
今までもたまたまだったのか?
そんな役立たずは
もういらない
もうおしまいだ……

得意だったはずのことが思うようにできなくなるというのはショックが大きく、本人は失意や絶望に打ちひしがれてしまう場合があります。周囲から見たら、まだそれでもある程度のパフォーマンスを上げていたとしても、本人にしてみれば、「人並み」では自分の存在価値を感じられず、人知れず落ち込んでしまうのです。

通常優秀な方が少し仕事ができなくなっても、周囲はその人のメンタルケアまで気にしないものです。ところが本人の落ち込みは意外に深い場合があるのです。

職場としては、得意分野で活躍していた頼りがいのある人が一時的にでも一線から引いてしまうのは痛いところですが、できるだけ早く医師の診断を受けてもらい、きちんと治療、休養してから復帰してもらいたいところです。それまで得意だったことが急にできなくなった人がいたら、「ひょっとしてうつの予兆では……？」と注意するべきでしょう。

理解のポイント

- 日常生活はまだなんとか送れることも多い
- 複雑な思考ができなくなり、得意だったはずの分野の能力が落ちてしまう
- 本人の悲観・絶望の度合いが大きい

もしもあなたがうつなら…

苦手なことができなくなるのは、自分の努力不足と考え、「努力すれば」と思えます。ところが得意だったことができなくなのは、自分の本質の能力低下と感じられ、ダメージが大きいものです。得意だったはずのことができなくなるというのは、うつによく見られる症状のひとつです。もしそのような状態を自覚しているようなら、ただ焦ったり悲観したりするのではなく、なるべく早く専門家に相談しましょう。

職場

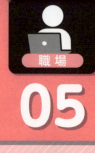

05 遅刻や当日欠勤が増えた

朝起きられない、支度も素早くできない

P72「朝起きられない」の続きのようなお話です。朝ベッドから出られず、なかなか起きられない、起きても支度に時間がかかる……結果として、仕事に遅刻することが多くなったり、どうしても起きることができずに当日いきなり欠勤するようなことが多くなります。

朝起きられないということを受けて、同僚などがモーニングコールをしてあげる、ところがそれでも遅刻がなくならない……という場合もあります。これは発達障害の人にもよくあるケースですが、発達障害（ADHD）の人が注意力・集中力の欠如で支度に時間がかかることが多いのに対して、うつの場合はとにかく体を動かしてベッドから出る、というその最初の一歩からとんでもない苦労なのです。更にその日に上司への説明（対人恐怖があるのでつらい）や、集団での作業（みんなのペースに合わさなければならないので疲れる）など、うつ状態と相性の悪い業務があるとなおさらです。

遅刻や欠勤が繰り返されれば業務にも支障が出るようになり、場合によっては本人が仕事を失ってしまうようなことにもなりかねませんが、本人は決してだらけていたりするわけではありません。

周りの人 → うつの人

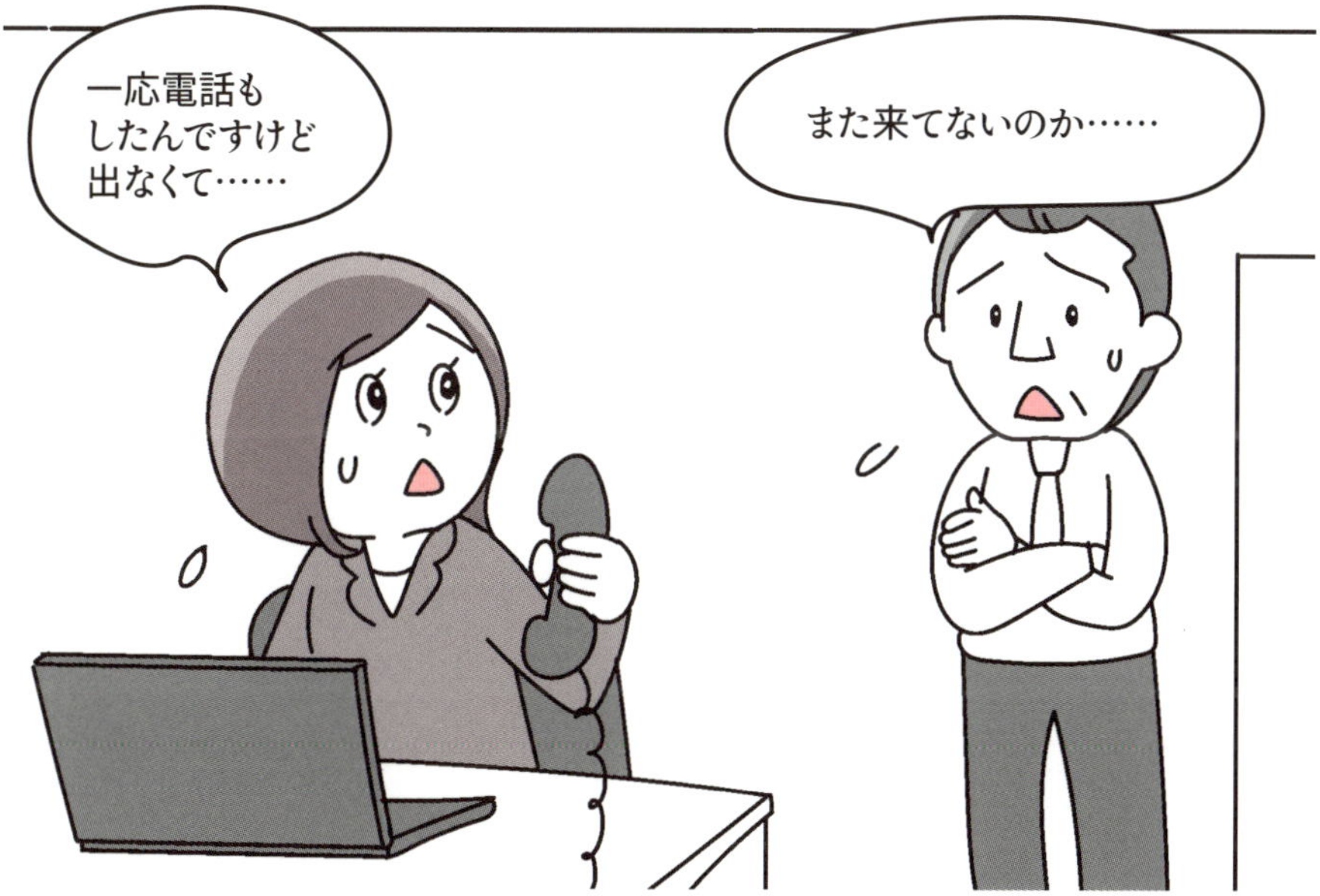
一応電話も
したんですけど
出なくて……
また来てないのか……

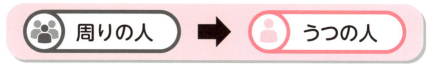

具合が悪くて出勤するはずの当日に出られない、ということ自体は、誰にでもあることです。しかし、当日欠勤がたびたび繰り返されるようであれば、職場の人たちも困り果ててしまいます。遅刻や欠勤の理由も、取ってつけたような言い訳に聞こえ、本人の社会人としての自覚のなさ、未熟さと感じてしまいます。

うつの人 ➡ 周りの人

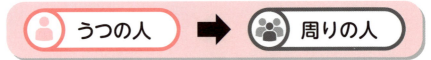

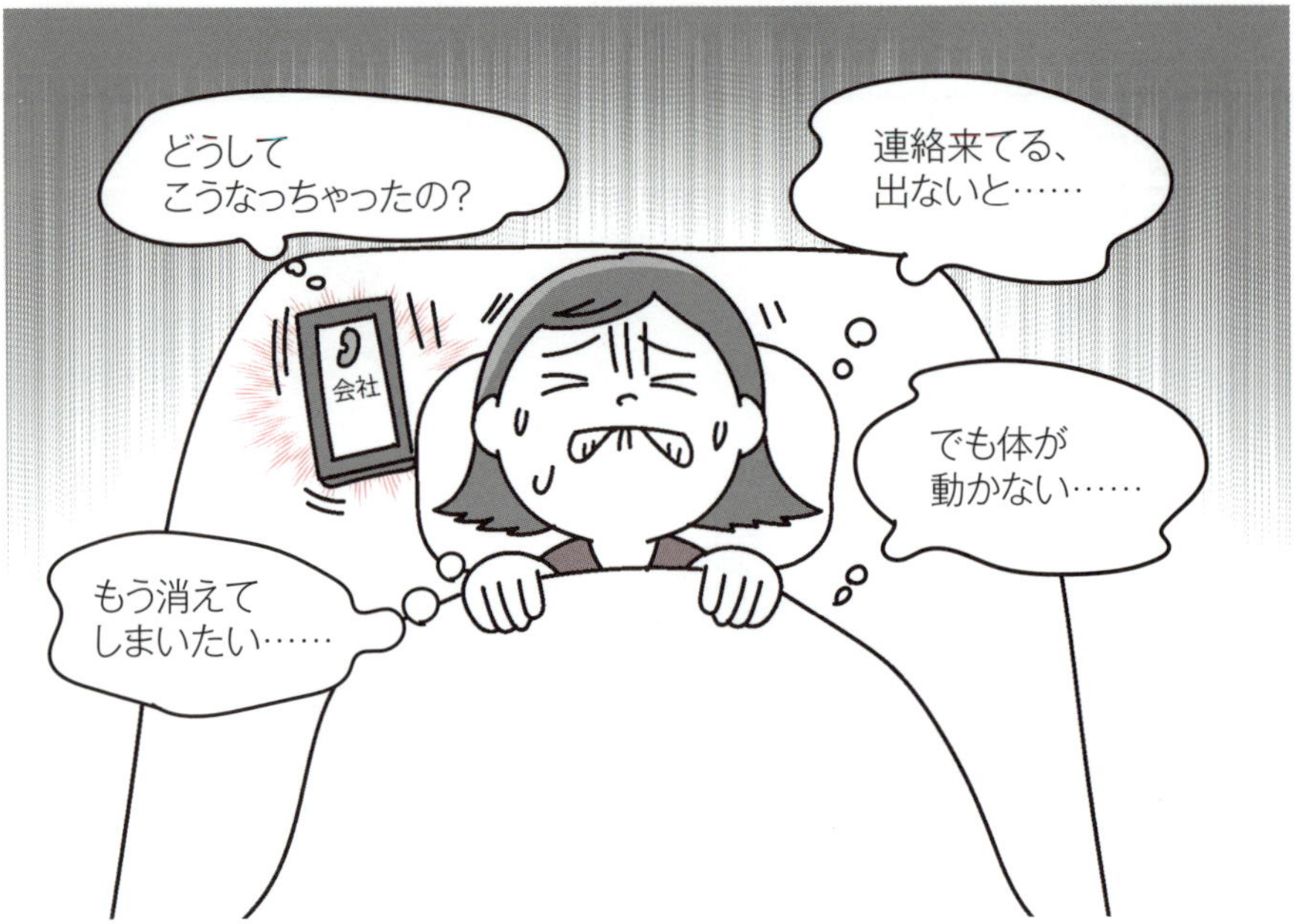
どうして
こうなっちゃったの?
連絡来てる、
出ないと……
会社
でも体が
動かない……
もう消えて
しまいたい……

出勤しなければならないことは百も承知です。遅刻や欠勤がちな人ほど、前日から「明日こそ早く起きよう」と準備するのですが、当日になるとどうしても気力がわかず、体が重い。そんな自分を大変情けなく思います。うつのつらい波は、明け方来ることが多いので、単に出勤できないだけでなく、死にたい気持ちと戦っている人も少なくありません。

遅刻や欠勤が増えるのは、心の病気のわかりやすいサインのひとつです。本人を責めたりする前に、まず詳しく話を聞き、場合によっては受診を勧めるようにしましょう。

遅刻や欠勤が増えたからといっていきなり待遇を下げたり、厳しく叱責したり、さらに退職を勧告したりするのは禁物です。場合によってはあとで問題になることもあります。

もちろん、「あの人は心の病気だから」といって黙認してしまうのもよくありません。職場の雰囲気が悪化しがちです。

理解のポイント

- 朝どうしても起きられず、支度にも時間がかかり、遅刻や欠勤をしてしまう
- 死にたい気持ちと戦っている場合も多い
- やる気がないと責めたりするのは禁物

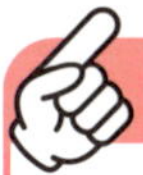

もしもあなたがうつなら…

うつの症状で起きられないとしたら、それは気の持ちようなどでなんとかなるものではありません。また、朝起きられなくても午後には調子が良くなるという人の中には、うつではなく起立性調節障害など他の病気が疑われることもありますので、いずれにしても早めに医師の診断を受けることが大切です。対策をしないと、状況はどんどん悪化するだけです。

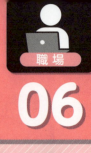

常に焦っている

不安が焦りを生み出している

うつを発症すると、わけもなく不安を感じることが多くなります。不安というのはこれから起きることに対してネガティブなイメージを持つことですが、思考や感情がネガティブに振り切れやすいうつの人は、未来予想がいつも悪い方へ悪い方へと向かいがちなのです。

まだうつの症状が軽く、どうにか動いたり仕事をしたりすることができる段階では、不安が焦りに結び付くことが多くなります。「この仕事を早くやらないと、間に合わなくなるのでは?」「ちゃんとできなかったらどうしよう、しっかりやらないと」……そんな感覚に振り回され、いつも時間を気にして余裕がない状態になってしまうのです。「起きられなかったらどうしよう」という不安は、不眠など睡眠の質を下げることにもなります。

やたらと焦ってそわそわ、あくせくしている本人の様子は、心が動かなくなって元気がなくなる、という一般的に想像しやすいうつのイメージと結び付かないことも多く、周囲の人たちからは不可解に思われるかもしれません。しかし、これもうつの症状のひとつです。

周りの人 ➡ うつの人

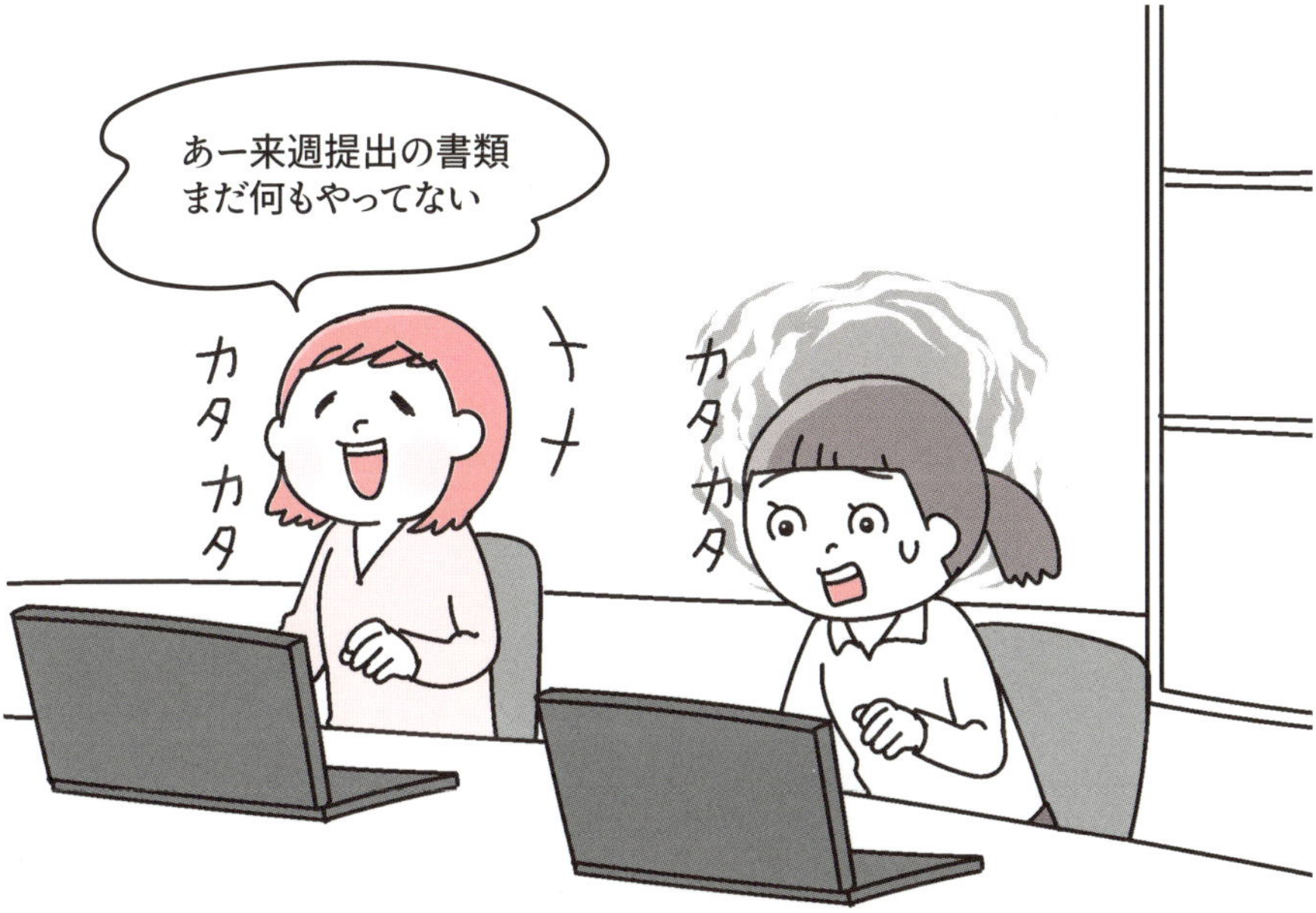
あー来週提出の書類
まだ何もやってない
カタカタ
ナナ
カタカタ

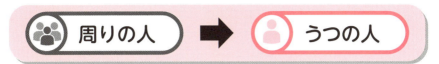

隣の同僚は、書類ができていないことを笑って話しています。締切が来週なら、急いでやれば何とかなるのでしょう。しかしその横で焦っている人は、気が気ではない様子です。周りから見るとそこまで切羽詰まったスケジュールのようには思えないのに、一人だけいつもあくせくしています。このような場合、イライラして見えることも少なくありません。

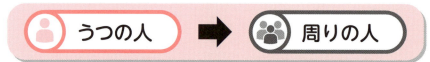

うつの人 → 周りの人

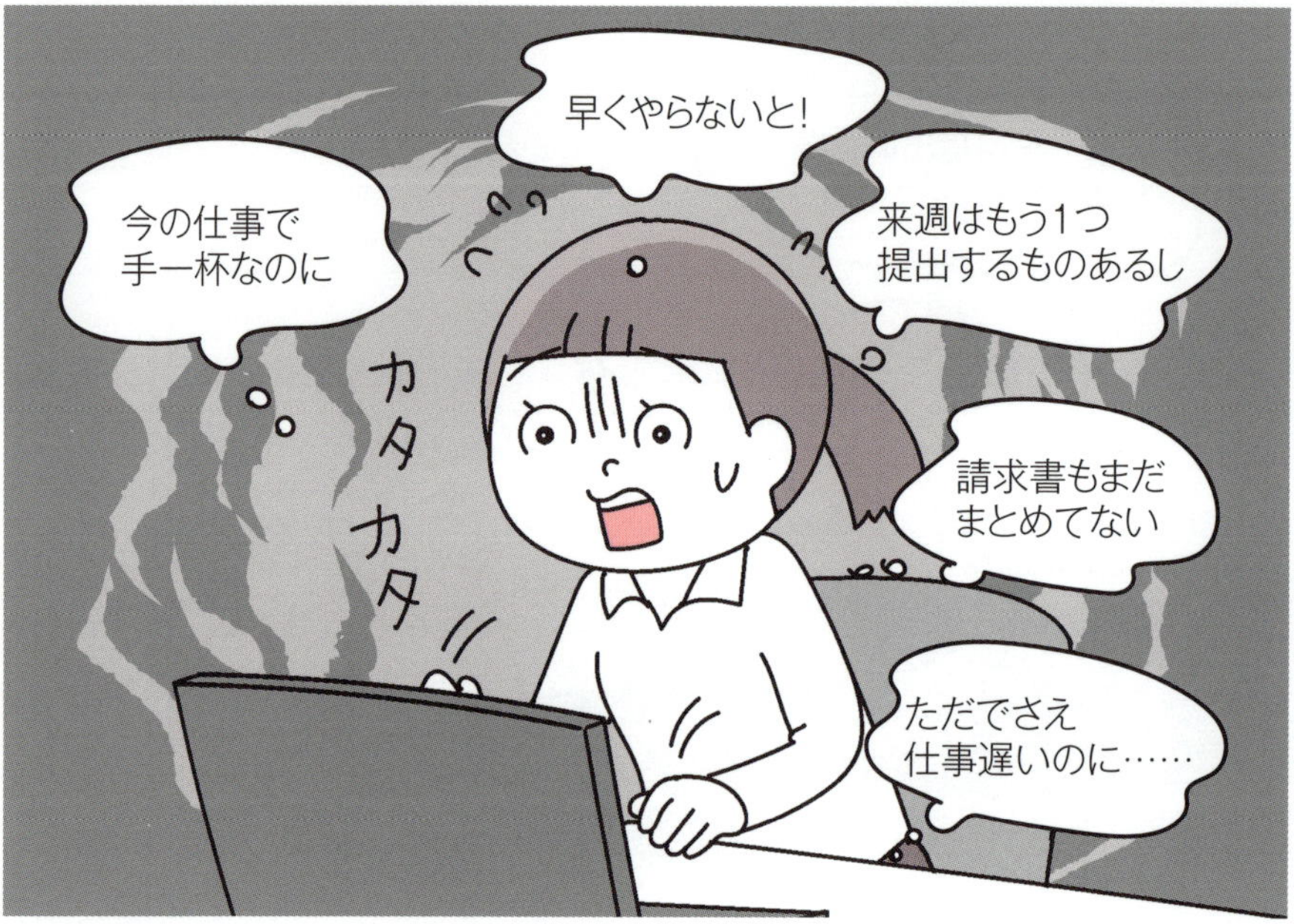
早くやらないと!
今の仕事で
手一杯なのに
来週はもう1つ
提出するものあるし
カタ
カタ
請求書もまだ
まとめてない
ただでさえ
仕事遅いのに……

予期不安が強く出てしまううつの人は、常に先のスケジュールに追い立てられているような気持ちになってしまいます。しかし、焦ってやればミスの元になりますし、それで実際にミスしてしまえばますます余裕を失い、さらに焦ってしまうことになるでしょう。周囲からは気付かれにくいものですが、これもうつから来ていることがあるのです。

過度に焦っているように見えるのがうつの症状なのかどうかは、それだけではわかりません。ともあれ、普通の状態ではなさそうだ、というのは誰の目にも明らかでしょう。

もし本人の様子が気になる場合は、一度ゆっくり話を聞いて睡眠や食欲、疲れの状態などを確認し、必要なら、休養や医療の活用などを提案してみましょう。本人も一人で抱え込んでしまわず、不安な気持ちを誰かに打ち明けることで、少しでも落ち着ける可能性があります。

理解のポイント

- 未来に対する予想が悪い方にばかり向いて不安になる
- 先のことに対する強い不安が焦りを生む
- 本人の気持ちを聞いてあげるようにする

もしもあなたがうつなら…

軽い運動、呼吸法やヨガなどをすることで、不安やイライラがやわらぐことがあります。時間やスケジュールについては、紙に書き出したりして客観的に眺めてみたり、不安な気持ちを誰かに聞いてもらうのも、気がまぎれてリラックスでき、状況を見つめ直すきっかけになります。ただ、不眠が強い時などは、そういう自己対処でごまかさず、きちんとうつの対処に進みましょう。

職場

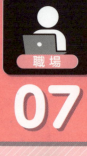

07

整理整頓ができなくなった

もともとはきれい好きだったのに……

うつによる意欲や集中力の低下は、さまざまな形で現れます。「整理整頓ができない」というのも、そのひとつです。

家庭でも掃除やゴミ出しなどが満足にできず、散らかったり不要なモノがあふれたりして「汚部屋」「ゴミ屋敷」状態になる人がいます。そのようになれば、当然、職場の机の上はぐちゃぐちゃです。注意力や記憶力なども低下しているので、そこにモノが雑然と散らかっている状態が重なると、すぐに「アレはどこに行ったんだっけ…?」となってしまい、仕事の効率はさらに低下してしまいます。

もちろん、もともと整理整頓が苦手だったり、ごちゃごちゃしているのを意に介さない人もいます。本来きれい好きできちんと整理整頓をする人だったのが、気が付いてみると机の上がぐちゃぐちゃに……となっている場合は、うつのサインかもしれません（もちろん発達障害など他の病気などの可能性もありますが）。

周りの人 → うつの人

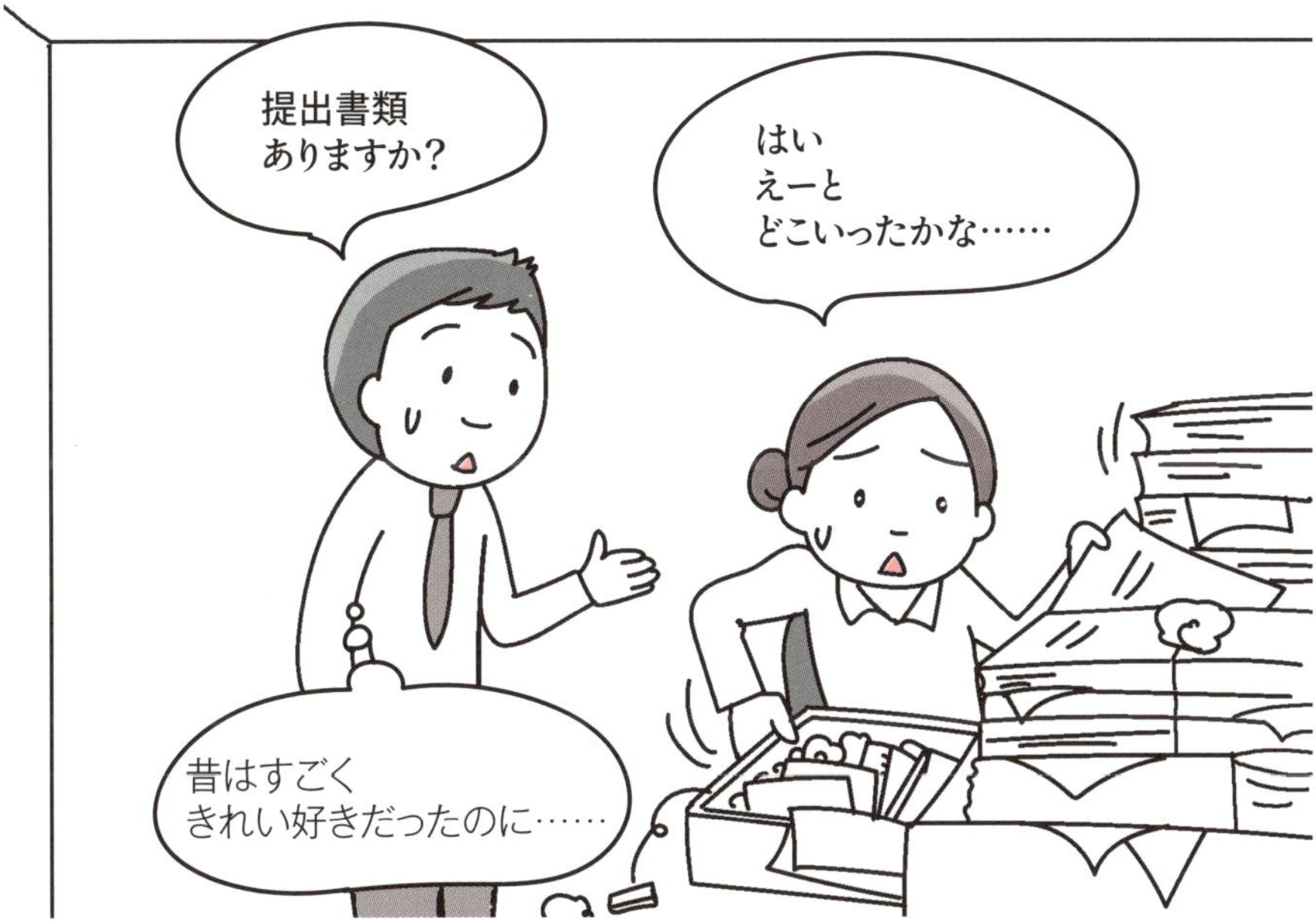
提出書類
ありますか？
はい
えーと
どこいったかな……
昔はすごく
きれい好きだったのに……

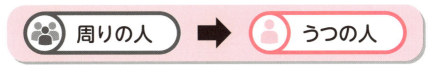

以前はきれい好きだったはずの人のデスクの上が、ぐちゃぐちゃに散らかっています。その散らかりようが、周囲の人がイメージする「散らかっている」をはるかに超越していて、驚かれることも少なくありません。ここでのポイントは「昔はすごくきれい好きだったのに……」というところです。そのような変化には気を付けた方がよいでしょう。

うつの人 ➡ 周りの人

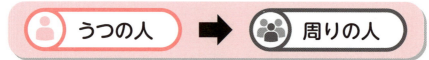

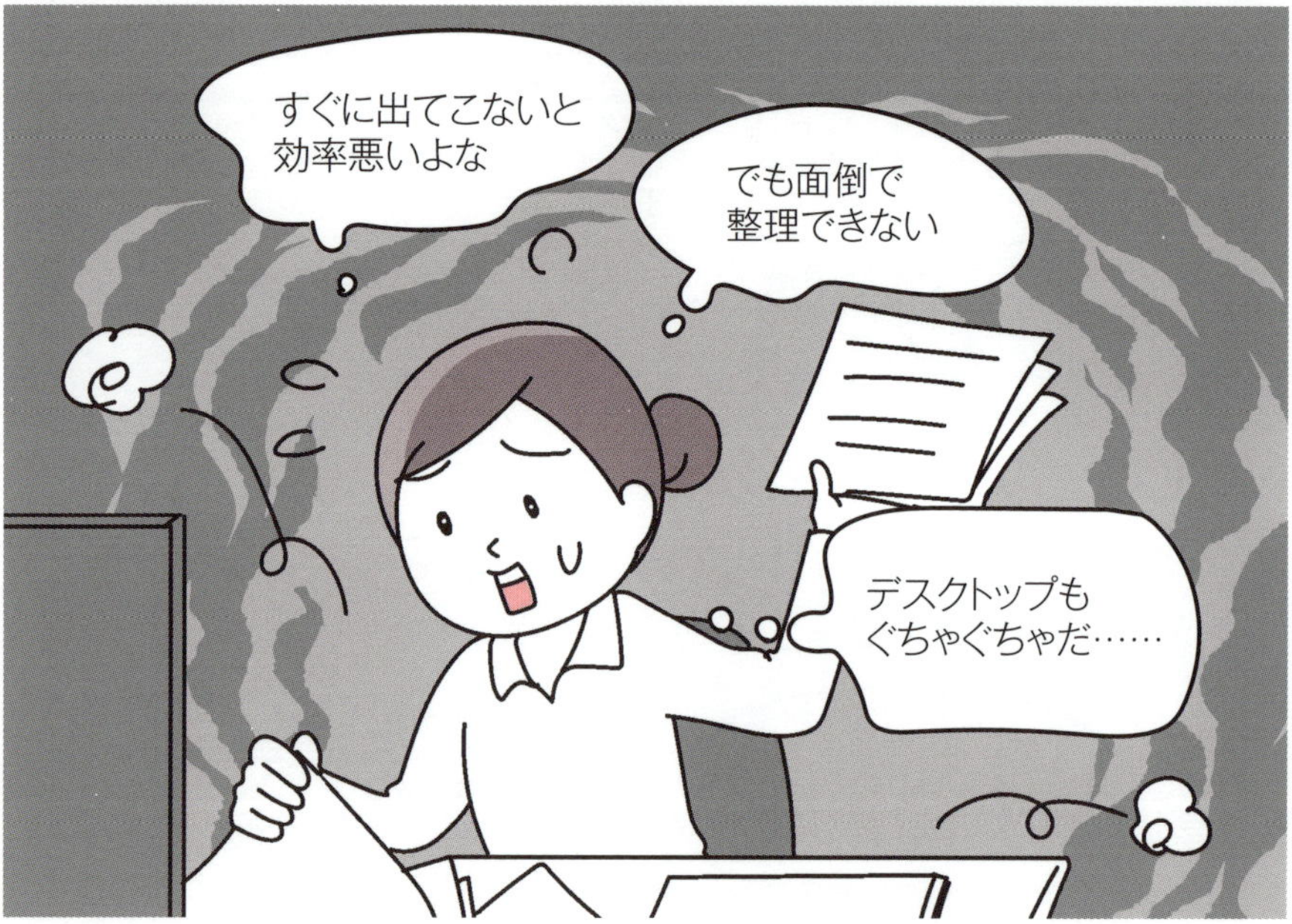
すぐに出てこないと
効率悪いよな
でも面倒で
整理できない
デスクトップも
ぐちゃぐちゃだ……

以前きれい好きだったという人なら、現在の散らかり放題のデスクはやはり気になっていたりするものです。乱雑なデスクを見るたび、きれいにしたいけどできない、そんな社会人として矛盾している自分を突きつけられ、大変情けなく腹立たしく思うし、ほかの人から指摘されないかびくびくしてもいます。

職場の同僚や部下とは、ある程度長い付き合いであることがほとんどでしょう。以前の様子を知っていれば、変化に気付くことができるはずです。元々きちんと整理整頓をしていた人の机などが急に散らかるようになったら、メンタル面の悪化を疑ってもよいでしょう。

心が動かなくなってしまい、雑然とした机を見ても気にかける気力もない人、「このままではいけない」と自分を責めながら、どうにもできなくなっている人……自分で病気と気付かない人も多いので、周囲が手を差し伸べるのは大切です。

理解のポイント

- 意欲や集中力が低下して、片づけられなくなる
- そのことで一層自分を責めて、自信を失ってしまっている
- 元々きれい好きだった人の変化は要注意

もしもあなたがうつなら…

うつを発症するとさまざまな能力が低下する一方で、自責の念はどんどん強くなります。整理整頓に限らず、以前のようにできなくなったことを苦しく思っている人は、自分がダメな人間なわけではなく、今は病気のせいでできなくなっているだけなのだということを自覚し、自分を責めないようにして、うつの対処に進むようにしましょう。

職場

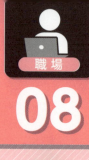

08 電話対応ができなくなった

適切な取次ができず、緊張や恐怖を感じることも

「〇〇さんはいらっしゃいますか?」「はい、います」「……?」（なんで取り次いでくれないんだろう?）「……」（固まっている）……このようなやりとりは発達障害の人が電話に出たときによく見られますが、うつ病でも同じようになってしまうことがあります。うつを発症すると、思考力や記憶力が低下してしまい、電話を受けても「今の人、なんて名乗ったっけ?」「今、誰を呼び出してくれと言われたっけ?」などとなってしまうことが見られます。結果として電話口でおろおろしてしまったり固まったりして、電話の対応ができなくなってしまうのです。

緊張や不安、あるいは恐怖などが強く出る人もいて、そのような場合にはそもそも電話に出ること自体ができなくなってしまったりもします。これはうつのせいだけでなく、プライベートではスマホのメールが主体になり、電話自体に苦手意識を持つ人が多くなったことも関係しているようです。一方、うつの人はメールのやり取りでも、相手がどう思うかを考えるあまり、一つのメールに何時間もかかるようになったりします。

周りの人 → うつの人

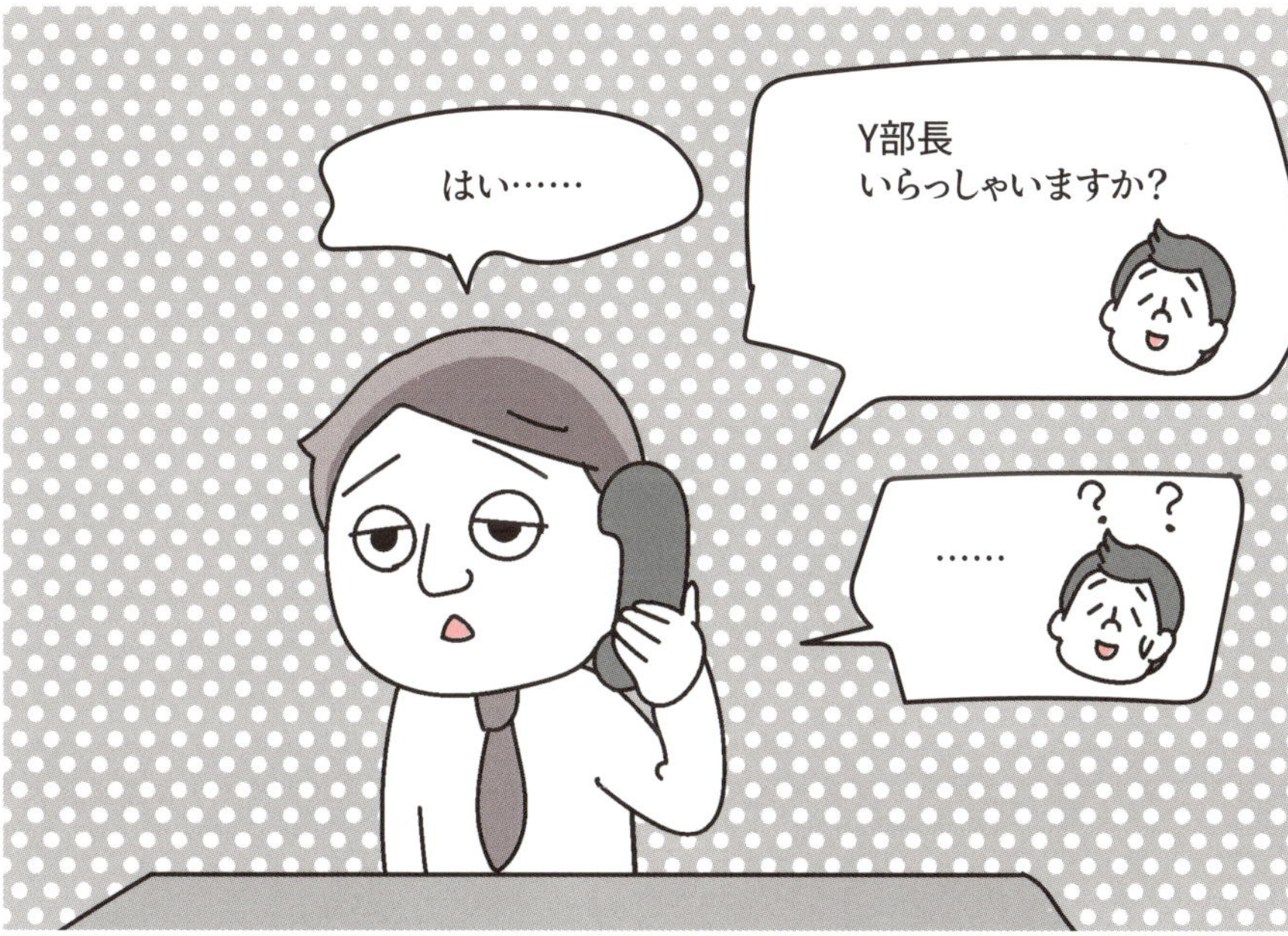

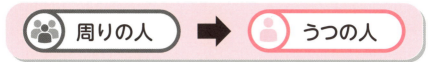

ちょっと見るとギャグマンガのような1シーンですが、もちろんこのようなことが繰り返されるのでは、みんなが困ってしまいます。発達障害（ASDなど）の人では実際にこのようなことが珍しくないといいますが、うつの人については、このような場合も「以前はそうではなかったのに」ということが発覚のポイントになるでしょう。

うつの人 ➡ 周りの人

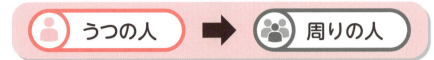

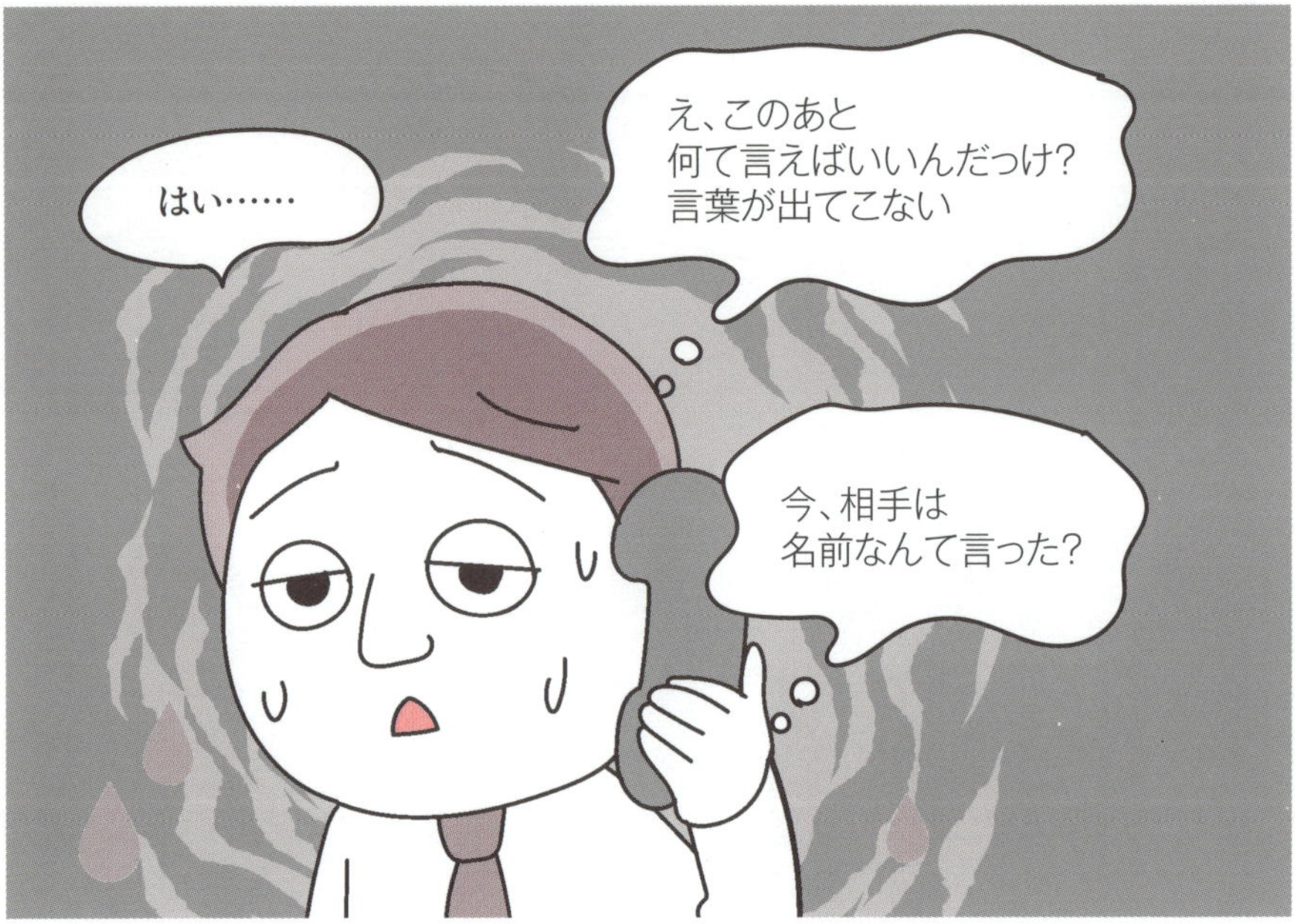
はい……
え、このあと
何て言えばいいんだっけ?
言葉が出てこない
今、相手は
名前なんて言った?

うつを発症すると理解力や思考力が低下することも多く、その場その場での「当意即妙」な受け答えが難しくなることがあります。更に本人は、自信がなく、また人と接することにも恐怖を感じているのです。必死で電話を受けても、自分の対応がどういう結果をもたらすのか不安になり、固まってしまうのです。

確かに電話対応がスムーズにできなければ業務に支障が出ることもありますが、ある程度指導してもどうしてもうまくいかないなら、うつを疑ってみてください。

うつの人は些細な指導でも過度に自分を責めてしまいます。このような場合、やたらと自分を責めないように伝えたうえで、いざという場合は周囲の人に電話を代わってもらえるように職場で合意形成をしておいてもよいでしょう。また、業務に大きな支障が出るようであれば、早めに受診を勧めるべきかもしれません。

理解のポイント

- 相手が何を言っているかわからなくなる
- 電話口で固まってしまうことも
- 電話対応に緊張や恐怖を感じ、電話に出られなくなったりも

もしもあなたがうつなら…

うつ状態の人にとって、どのタイミングで誰からかかってくるのかわからない電話に出て、適切に回答したり取り次いだりする、というのはかなりの難題になることがあります。できれば自分が電話が苦手なことを上司に告げ、できるだけ職場として対処してもらいましょう。そのうえで、うつの対処をしましょう。

職場

09

ケアレスミスが増えた

「以前はなかったようなミス」には要注意

うつの人は、心も体もエネルギーが欠乏している状態です。そして、不安感が強くなることによる集中力の低下、意欲の減退、思考力・理解力・記憶力の低下、対人恐怖、イライラ、体の重さ、焦燥感……うつの症状であるこれらすべては仕事のパフォーマンスを大きく低下させます。結果として、以前だったら考えられなかったようなケアレスミスが目立つようになってしまうのです。

ケアレスミスとは言っても、たとえば注文の入力をするときに桁がひとつでも間違っていれば、大変なことになってしまいます。また、もし納期を1ヵ月間違えてしまったりしたら、大きな損害が生じかねません。ところがうつを発症すると、普段ならきちんと注意できていたようなことでもまるでおろそかになってしまい、通常ではありえないようなミスを連発することがあるのです。

このような場合、発達障害を疑う人も少なくありません。ただ、以前はできていたのに急にケアレスミスが増えたような場合には、うつをはじめとする心の病気の可能性があります。

周りの人 ➡ うつの人

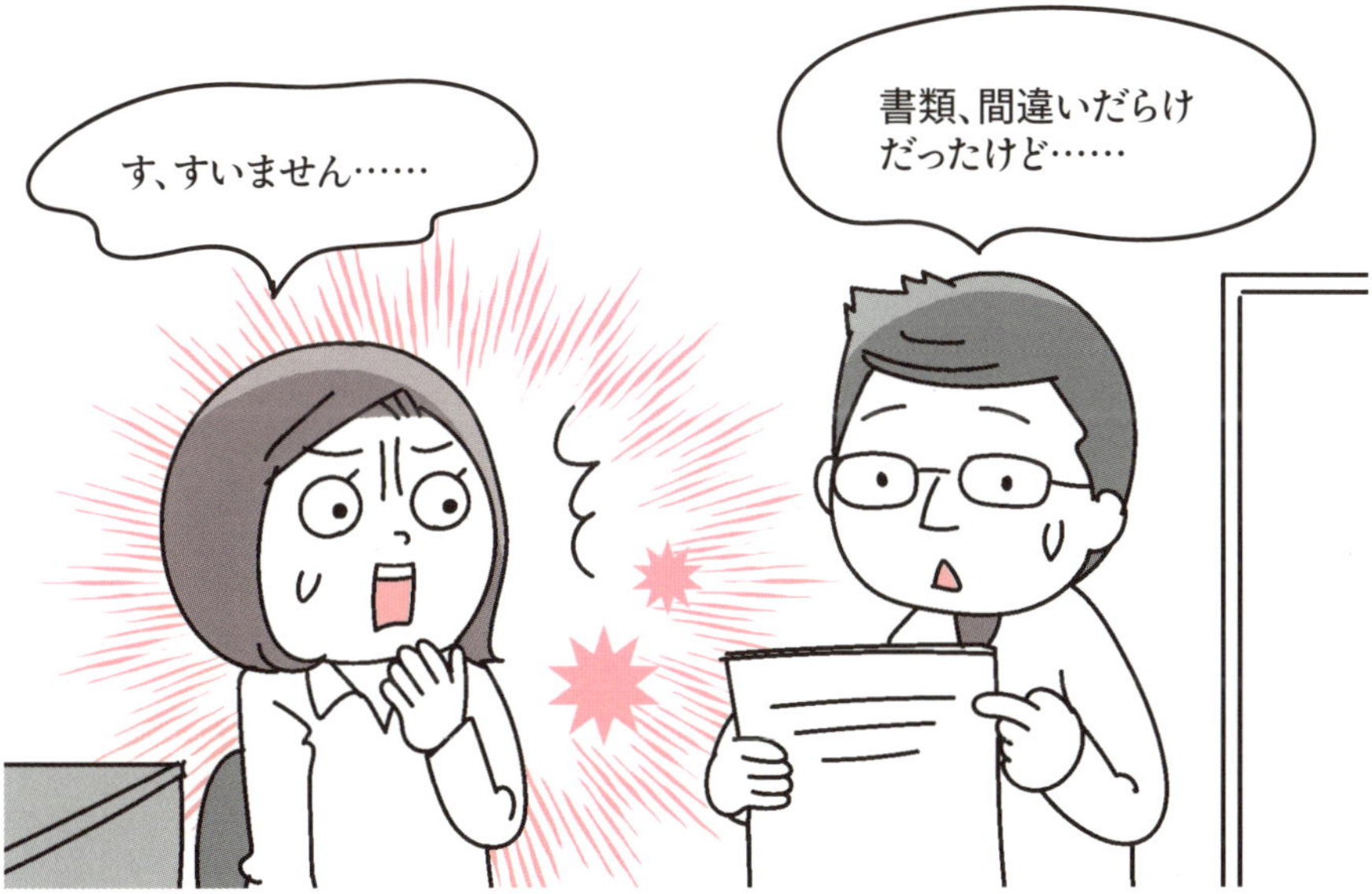

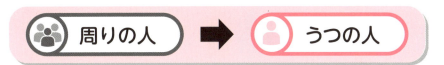

このような場合、ときにはミスを見つけた人が黙って直してあげて、本人には言わずにおくこともあったりします。当面はそれで仕事が回るかもしれませんが、もし本人がうつだった場合には、そのまま仕事を続けるうち、うつが次第に悪化し、もっと大きなミスをしてしまう可能性も否定できません。

うつの人 ➡ 周りの人

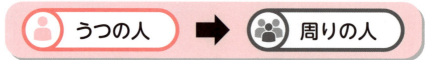

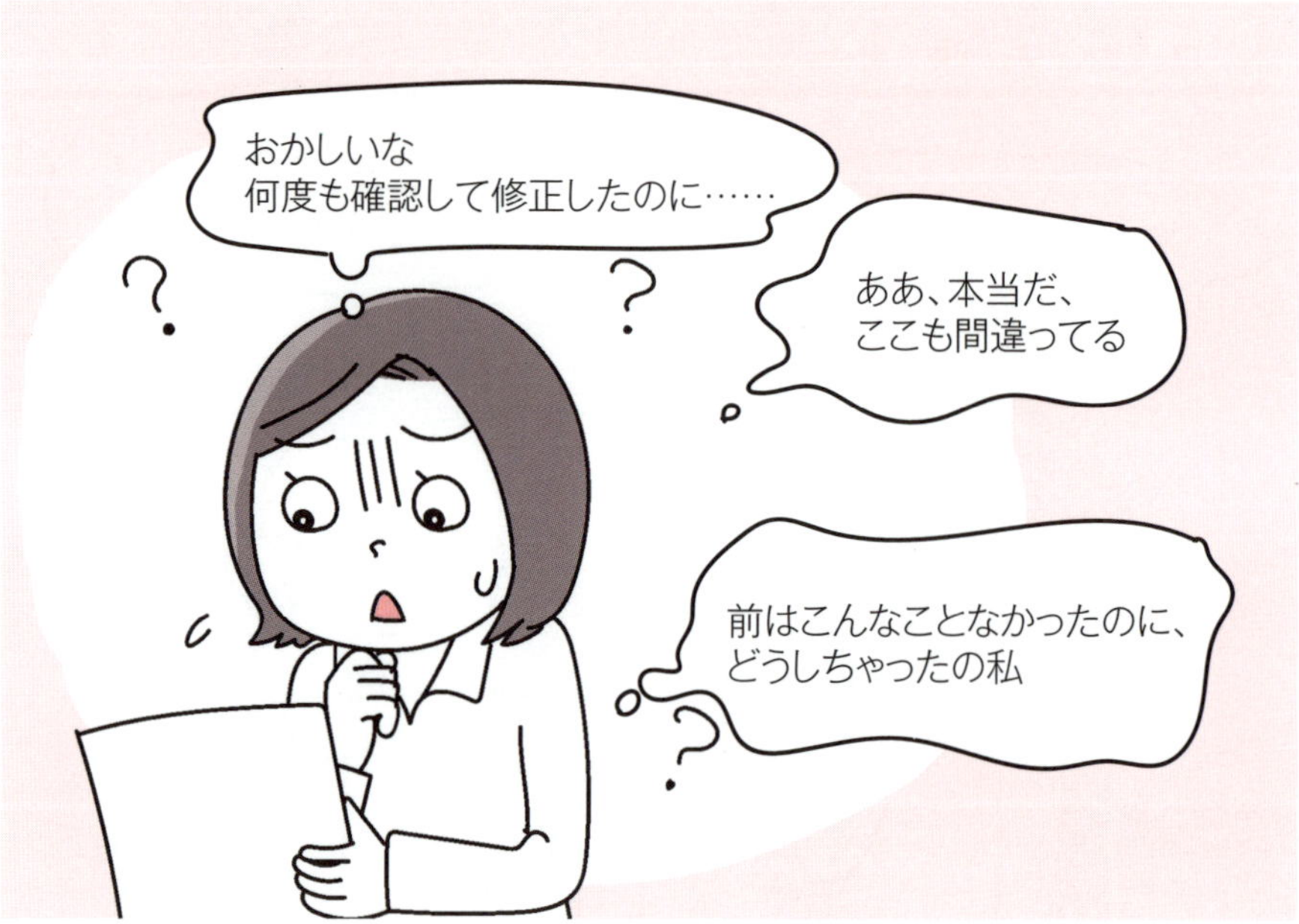
おかしいな
何度も確認して修正したのに……
ああ、本当だ、
ここも間違ってる
前はこんなことなかったのに、
どうしちゃったの私

うつになってしまうと過剰な不安によって、目の前の作業よりその結果や反響などの心配事のほうに注意が向くため、ミスしてしまうのです。例え周囲には些細なミスでも、本人にとって、いつもなら絶対しないミスの場合、死にたい気持ちが生じることさえあります。

大きな結果につながるようなミスの場合、本人も必死にその対応をするので、その時は案外元気に見えます。ところがその対応で急激なエネルギー消費をしてしまい、事態が収束した後に、急に落ち込むことがあります。事態が良い方向に改善した場合でも落ち込むので、注意が必要です。

ケアレスミスで仕事に大きな支障が出たとき、あるいはその対応の後は、本人に、今の状態を聞いてみるチャンスです。悩みや心身の状態を聞いてみて、必要なら専門家へつなぎましょう。

理解のポイント

- 集中力・理解力・記憶力など、多くの能力が低下してしまう
- 以前はしなかったようなミスが目立つ
- 大きなミスは、本人の話を聞いてみるチャンス

もしもあなたがうつなら…

このような場合、多くの人が「うっかりしているからだ」「もっとちゃんとしなければ」と考えますが、ケアレスミスの増加がうつの症状のひとつだとしたら、よく注意するという頭の働き自体が自分でどうにもできないほど低下しているということです。それを気力でどうにかすることはできません。一度専門家に相談してみることをお勧めします。

職場

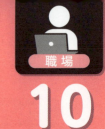

10

なぐさめや励ましを素直に受け取れない

考え方自体がネガティブなので言葉が響かない

うつを発症すると、感情がネガティブな方向に振り切れてばかりいるだけでなく、考え方そのものがネガティブになります。うつの人を「頑張れ」と励ましてはいけない、とよく言われるのは、そのためです。「頑張ろうと思っても頑張れない」と感じている人や、「こんなに頑張っているのに全然できない、ダメだ」と思っている人は、周囲から頑張れと言われると、頑張れない自分、できない自分を再認識し、周囲からそれを責められているように感じるのです。「頑張れ」ではなく、もっとソフトに言い回しを工夫して励まそうとしても、受け取り方は同じで、とても苦しくなってしまいます。

なぐさめや共感の言葉も同様です。友人や同僚のなぐさめの言葉も「本当はそんなこと思っていないくせに」「そんなこと言って、どうせ口先だけ」などと思ってしまいますし、「つらいよね、わかるよ」などと声かけしてしまうと「私の苦しさがわかるわけない！」となってしまったりします。掛け算ではどの数字にもゼロを掛ければゼロになりますが、心のエネルギーがゼロになってしまっているうつの人はそれに近いと言えるかもしれません。

周りの人 → うつの人

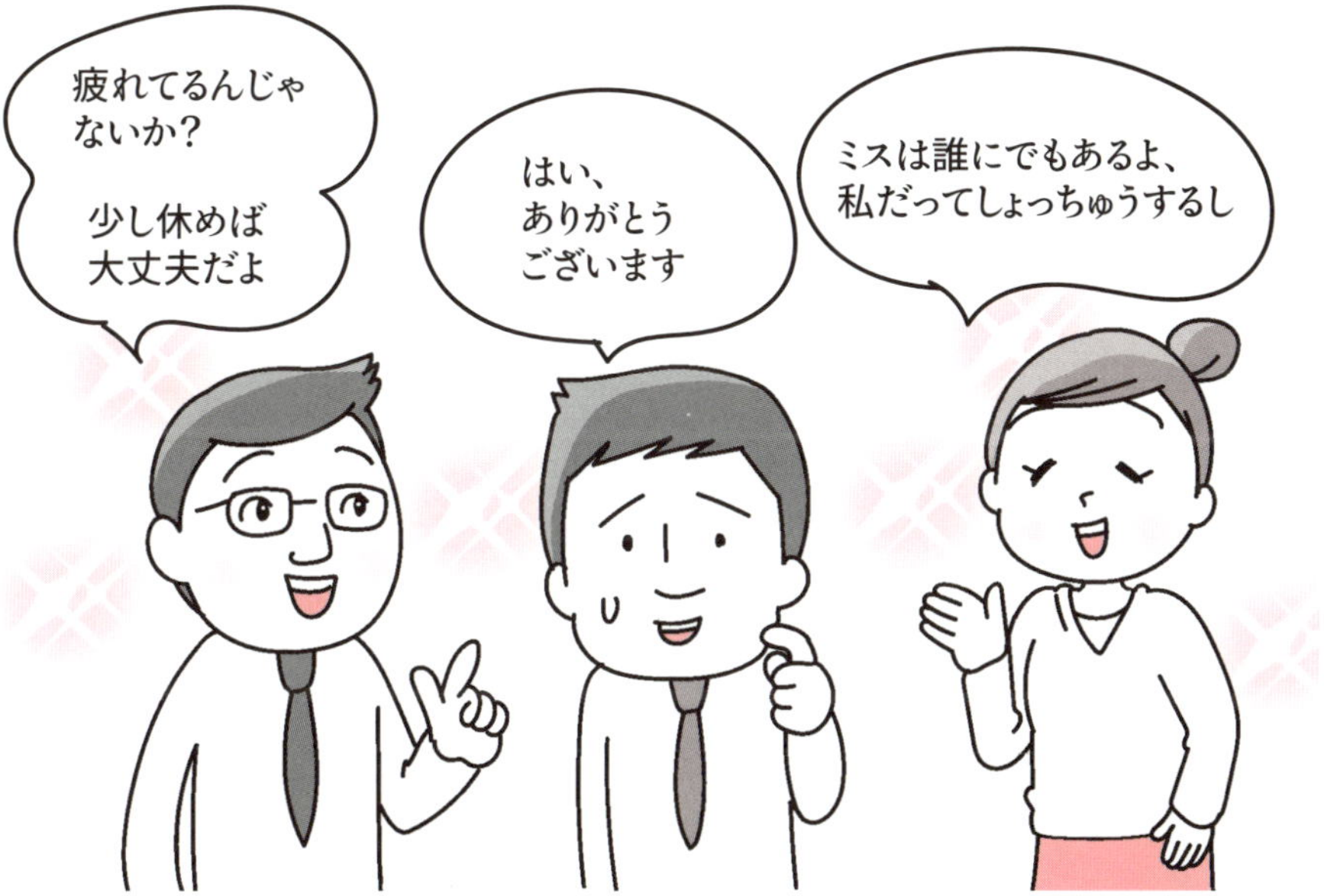
疲れてるんじゃ
ないか？
少し休めば
大丈夫だよ
はい、
ありがとう
ございます
ミスは誰にでもあるよ、
私だってしょっちゅうするし

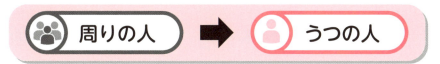

上司と同僚がなぐさめてくれています。２人とも、きっと本心から発した言葉でしょう。なぐさめられた本人は、とりあえず神妙な顔をしていますが、心ここにあらずのようにも見えます。このような場合、「どうせ私なんか」というネガティブ・投げやりな言葉が口を突いて出ることもあり、そうなると周囲は困惑してしまうのです。

うつの人 ➡ 周りの人

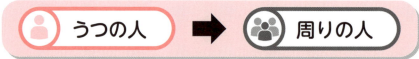

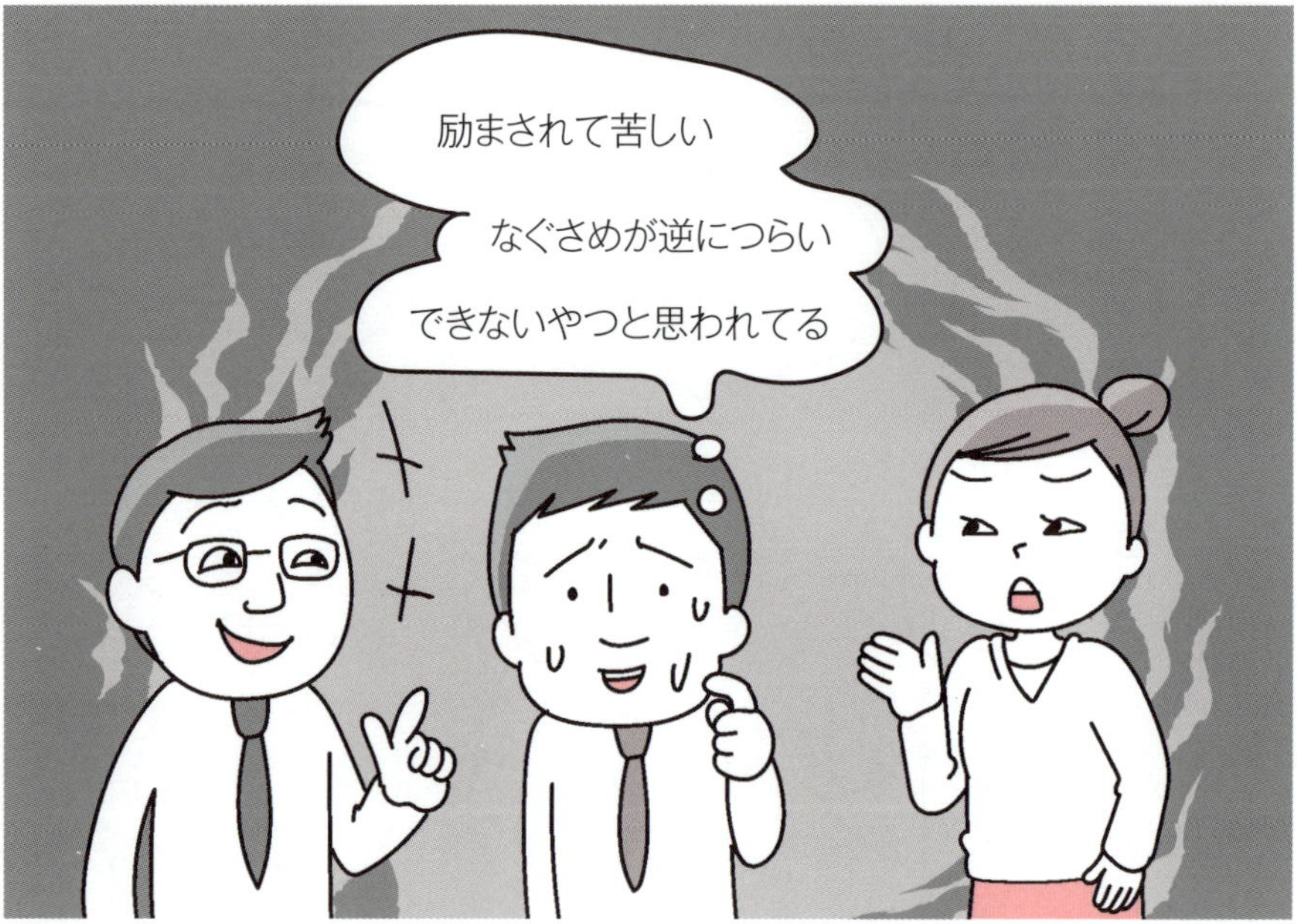
励まされて苦しい
なぐさめが逆につらい
できないやつと思われてる

周囲の人の温かい言葉は、どこか裏があるような気がしてなりません。また、励ましは、変われ、動け、と怠惰で能力のない自分を責められているような感じがします。一方で、そんな悪い人ではないとも思っており、また、自分を責め、その葛藤でとてもつらくなります。周囲からはひねくれていると見えるかもしれませんが、それもうつの症状のひとつなのです。

うつの人は、疲れ果てているのです。周囲がこうすればいいとアドバイスしたり、頑張れと励ますことは、どんなに言葉を変えても、「動け、変われ、考え方を変えろ」というメッセージになります。疲れ果てているときは、考え方、感じ方を変えることさえ、大きな負担と感じるので、つらいのです。
本人にとっては、なぐさめられたり励まされたりするよりも、そっとしておいてもらって、必要なときに話を聞いてもらえる方が助かる、という声が少なくありません。

理解のポイント

- 受け取り方がネガティブになってしまっている
- なぐさめられても、素直に受け取ることができない
- 「頑張れ」、こう考えろ系は攻撃に感じる

もしもあなたがうつなら…

周囲の人は、あなたがそのような感じ方をしているとは想像できないものです。一方であなたを心配してくれてもいます。カウンセラーなどの専門家から家族や会社の同僚などに、あなたの今の状態や思考の癖を説明してもらい、あなたへの接し方をアドバイスしてもらうといいでしょう。

職場

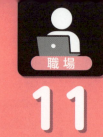

11 仕事を少なくしているのに大変そう

心身のエネルギーが減り、仕事を減らしてもいっぱいいっぱい

うつを発症してもまだ症状がそれほど重くはない場合、いきなり休職などにはならず、上司や会社と相談したうえで、職場全体の業務に支障のない範囲で仕事量を調整しながら働き続ける、というケースはよくあります。しかし、この「仕事量を調整」というのは、実はそれほど簡単ではないのです。

上司や会社の側から見ると、本人の状態に十分に配慮して仕事を少なくしているはずなのに、本人は明らかに大変そうで、減らした仕事量でも対応しきれていないように見えることが少なくありません。すると周囲は困惑してしまいます。

うつを発症すると、心身のエネルギーが激減してしまいます。スマホの充電のように「残量30％」などと表示が出ればいいのですが、それがない状態では、減らした業務でもいっぱいいっぱい、いえ、もう「過剰な業務」になっている場合もあるのです。

周りの人 ➡ うつの人

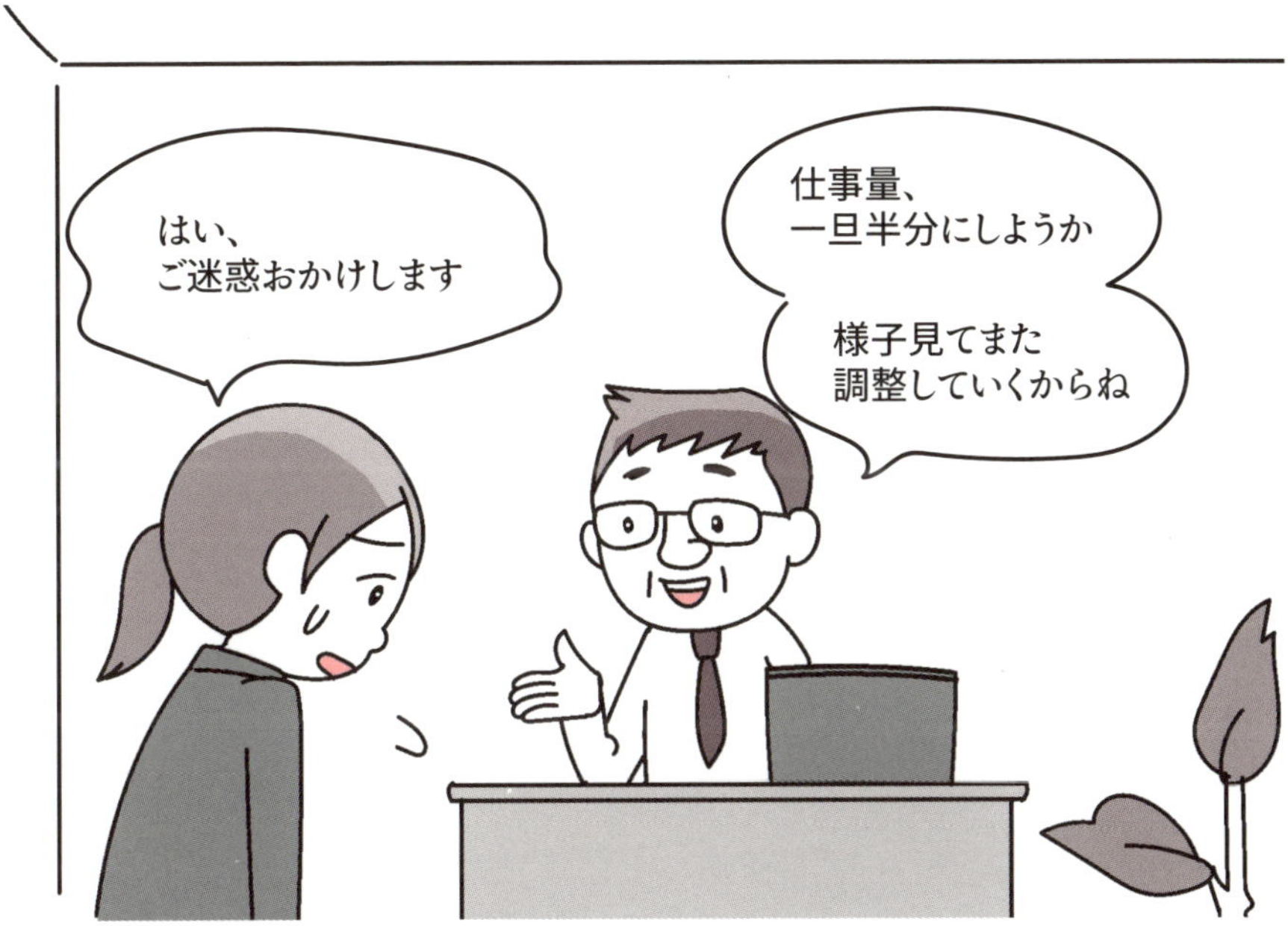
はい、
ご迷惑おかけします
仕事量、
一旦半分にしようか
様子見てまた
調整していくからね

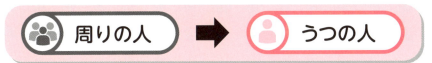

ある程度大きな組織なら、本人のエネルギーレベルに応じた仕事を調整できる場合もあります。しかし、一見楽な業務でも、うつの不安や対人恐怖、集中力の低下などの症状と相性の悪い仕事もあるのです。新しい業務について本人にこまめに状況を聞いてみてあげましょう。仕事を減らしてもらっている「本人」のほうからは、なかなか苦境を言い出せないものです。

うつの人 → 周りの人

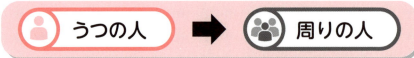

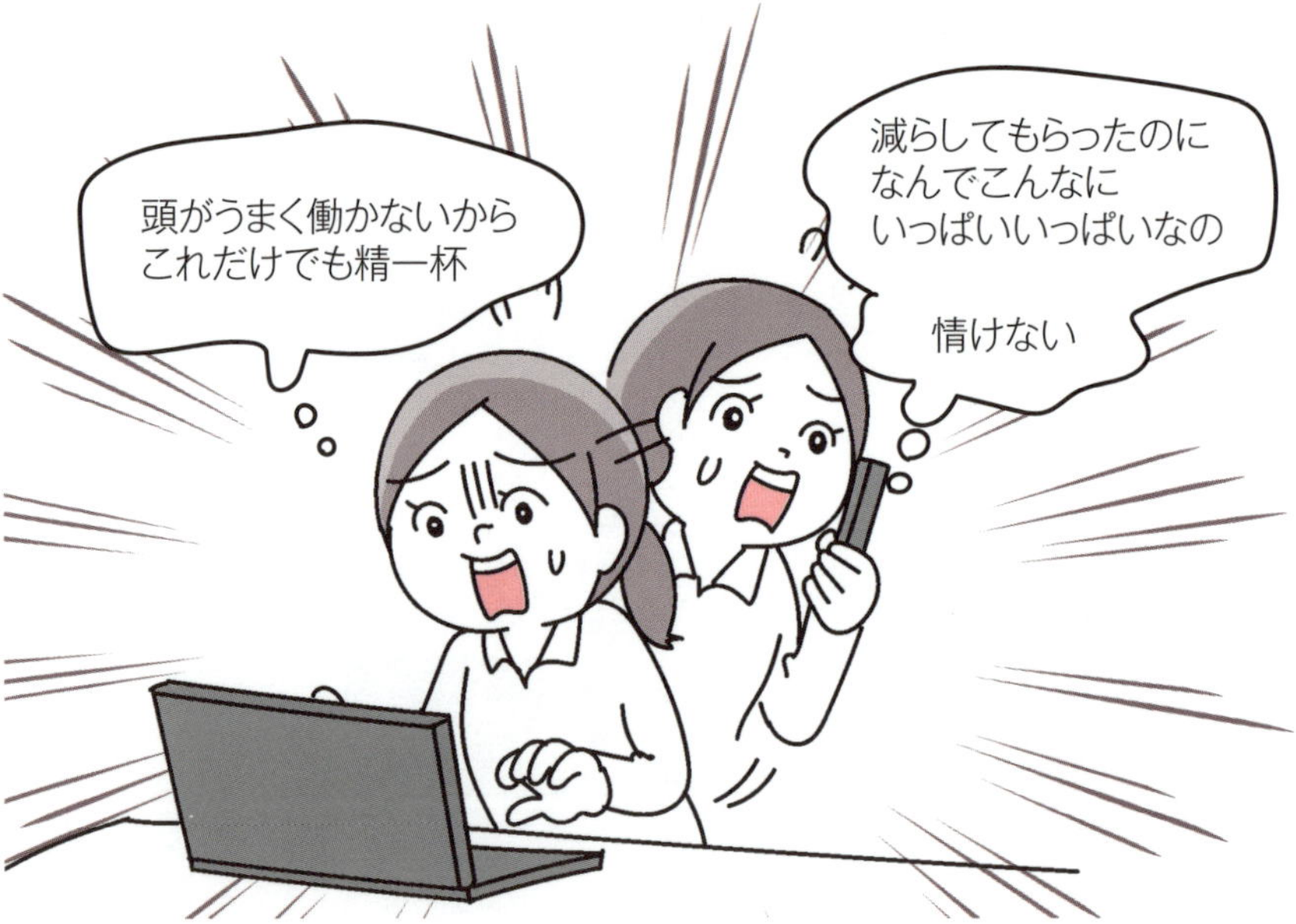
頭がうまく働かないから
これだけでも精一杯
減らしてもらったのに
なんでこんなに
いっぱいいっぱいなの
情けない

業務量を調整してもらった本人はその範囲内で最善を尽くそうとします。しかし業務量が50%になっていたとしても、本人の心身のエネルギーが30%になっていたとしたら、それすら満足にこなせないということになります。しかし本人の中では「人の半分」の仕事なので、できて当たり前と必死になり、結局疲労が進むのです。

どの程度の仕事量なら本人がうまく折り合えて対応できるのか、それを見極めるのは簡単ではありません。基本的には本人の様子を見ながら、しんどそうであればさらに調整していく、という対応が求められることになります。試行錯誤しかないのです。

ただし、うつであることに配慮するとしても、会社員として出勤する以上は、求められる最低限の業務量があるはずです。もしもそれがこなせないレベルまで調子が悪化しているようなら、産業医などと相談したうえで休暇や休職などの手続きが必要になるでしょう。

理解のポイント

- 本人に配慮し、環境や仕事内容・仕事量を調整する
- 心身のエネルギーが低下し、仕事を減らしてもいっぱいいっぱいなことがある
- 仕事が困難であればしっかり休んで治療を

もしもあなたがうつなら…

上司や会社と相談し、仕事量を減らしてもらっているからには、「これ以上職場に迷惑はかけられない」と気力を奮い起こして頑張ろうとする人は少なくありません。しかし心身のエネルギーのが思った以上に低下しているあなたが、頑張り続けるには限界があります。無理をすれば逆に職場に迷惑がかかってしまうこともあり、しっかり休んで休養・治療することも大切です。

職場

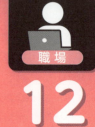

12

ほめられて落ち込んでいる

ほめられても素直に受け取れず、自分を責める

うつを発症すると、心がネガティブなことにばかり捉われてしまうようになります。それこそ日常や仕事のすべてにおいてネガティブな要素を敏感に察知し、ものごとをポジティブに考えたり感じたりすることができなくなってしまうのです。そのため、周囲はほめているのに、当の本人はなぜか落ち込んでしまい、自分の落ち度を追及してばかりいる、という奇妙な状態が生じたりすることがあります。

たとえば、職場で仕事に成果が出て、みんなが功労者である本人をほめたとしても、本人はいたらなかったと思うところにばかり着目して反省の弁を述べ続けたりすることがあるのです。99%成功して、みんなが本人の貢献を喜んでいるのに、「上手く行かなかった1%は私のせいだ……」などと思ってしまいます。自分の思考パターンを自分でコントロールできないため、どうしてもそのようなネガティブな考え方になってしまうことがほとんどです。周囲の人たちは困惑したり、しらけた気分になってしまうかもしれません。

周りの人 ➡ うつの人

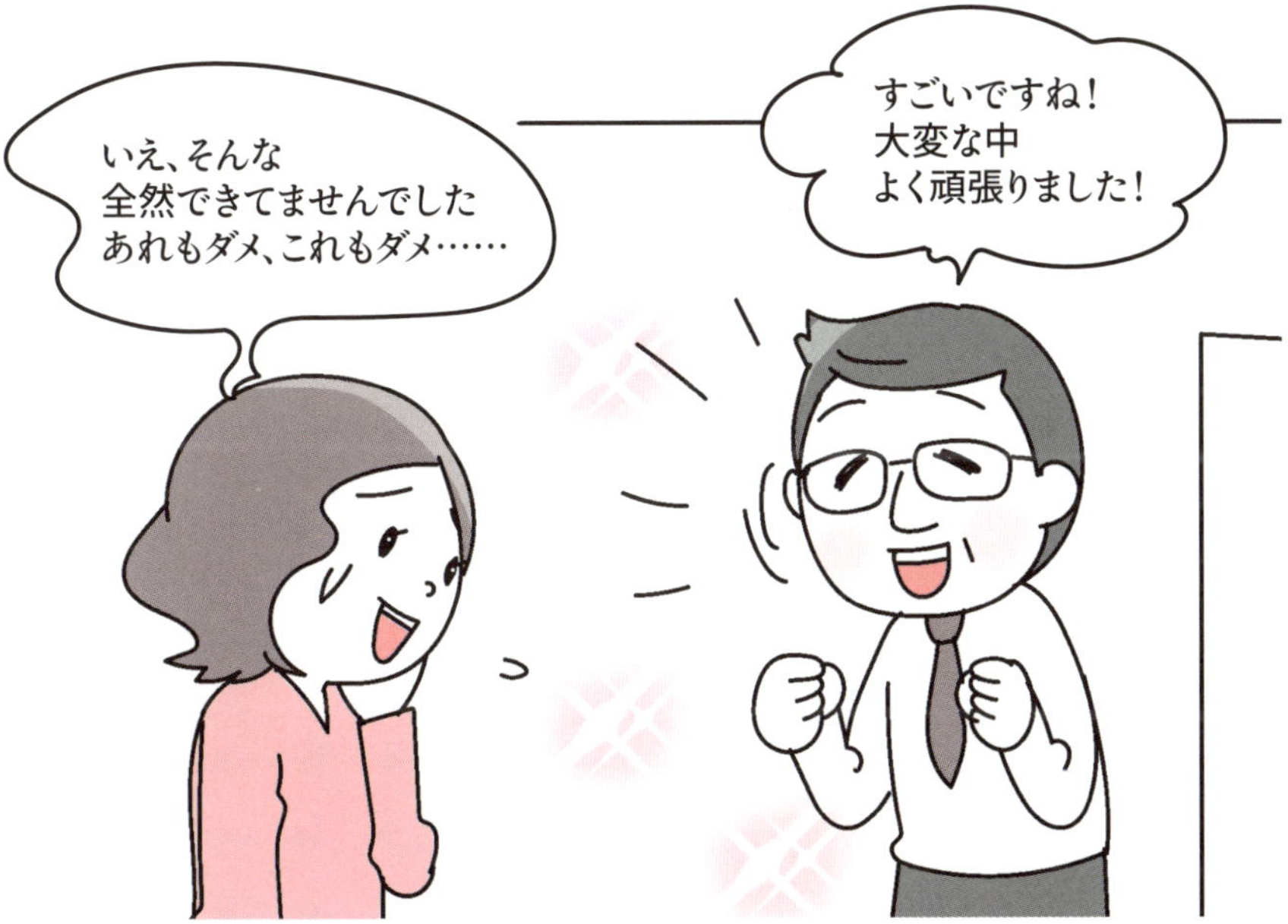
すごいですね！
大変な中
よく頑張りました！
いえ、そんな
全然できてませんでした
あれもダメ、これもダメ……

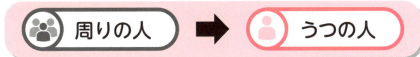

成果が上がれば誰もが喜びます。達成率が99％だったとしたら、未達成の1％に目くじらを立てる人はまずいないでしょう。周囲は自然に本人を褒めますが、本人は「いえ、でもダメでした」と否定します。初めは謙遜だと思っても、ずっとその態度が続くので、周囲の人はしらけてしまうばかりか、不愉快に感じてしまう可能性もあります。

うつの人 → 周りの人

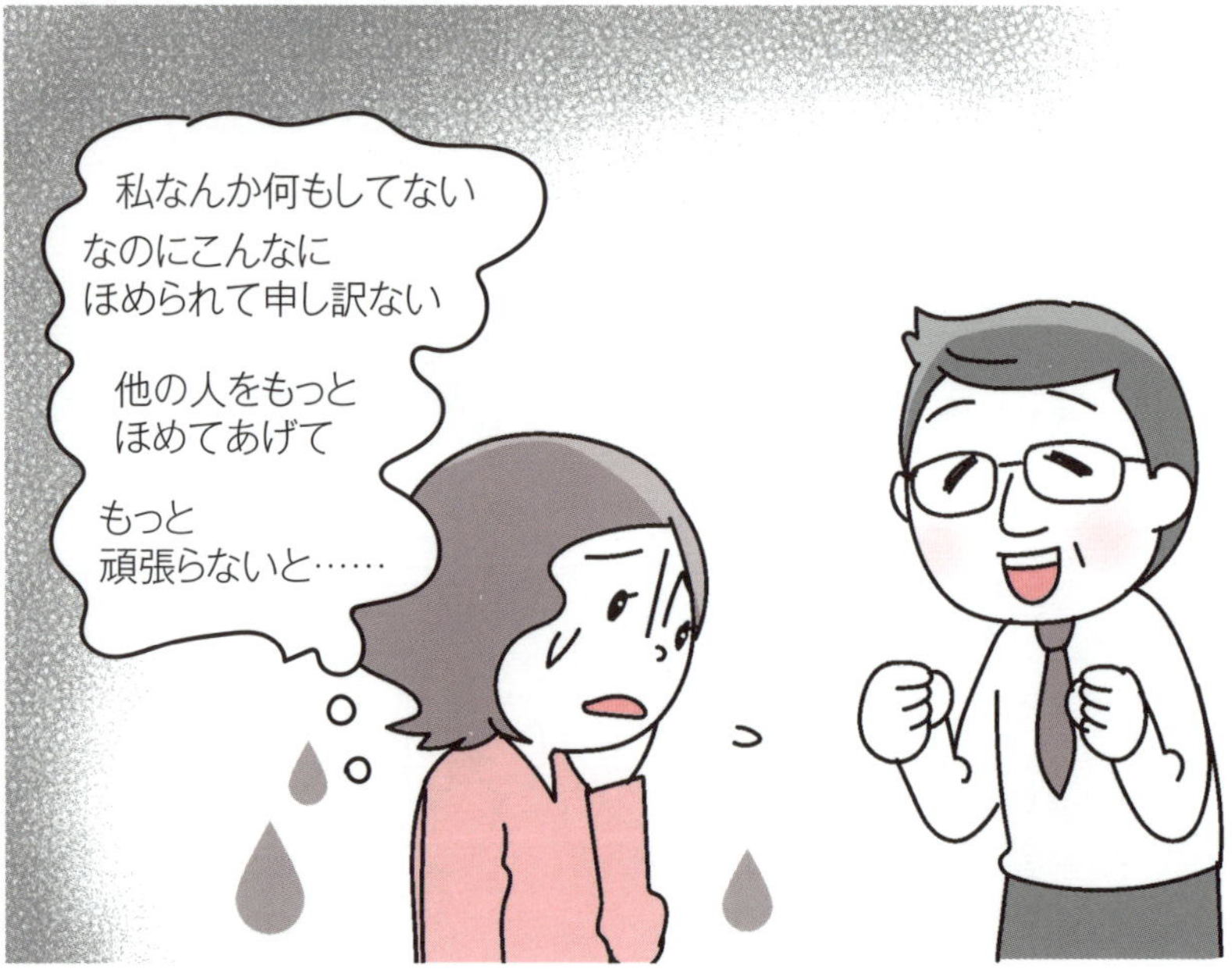
私なんか何もしてない
なのにこんなに
ほめられて申し訳ない
他の人をもっと
ほめてあげて
もっと
頑張らないと……

うつの人は、本当に「うまくできなかった」と思っているのです。自分の中では、あれもダメ、これもダメとダメ出しのオンパレード。無難にこなせたのは、運のせい、たまたまだとも思っています。もちろん褒められてうれしい部分もありますが、それは逆に、今後失敗できないという大きなプレッシャーになってもいるのです。

このような状態になると、本人は周囲のほめる言葉を素直に受け止めることがまったくできなくなっています。もし、皆の前で、褒められたり表彰されたりしたら、うれしさより苦痛のほうが大きくなってしまうのです。しかし、それについて周囲があれこれと説明したとしても、考え方がゆがんでしまっている本人にはあまり届かないでしょう。

この時も、いつも（以前）との差に注目しましょう。入社時からそんな感じなら、性格かもしれません。最近の若者にはよく見られる傾向です。しかし、もし最近の変化なら、うつの可能性があります。睡眠や食事（体重）、疲労感などについて聞いてみてください。

理解のポイント

- ほめられている言葉をその通りに受け取れない
- どうしてもネガティブな要素を追及する方向に向かってしまう
- 説得しようとせず、うつの可能性を疑ってみる

もしもあなたがうつなら…

病気から来るネガティブな考え方を無理に変えようとしても、ますます苦しくなるだけです。あなたがネガティブになっているのは、エネルギーが低下しているからかもしれません。ここ1年ほどの生活環境の変化や、対人トラブル、大変な仕事がなかったか振り返ってみてください。思い当るようなら、うつっぽくなっているかどうか、一度専門家に相談してみましょう。

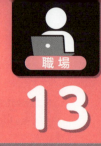

13 大げさに自分を責めている

何ごとにも気持ちが自分を責める方に向かってしまう

「なぐさめや励ましが耳に入っていない」「ほめられて落ち込んでいる」にも通じますが、うつの人は自分を責める気持ちが過度に強くなってしまいがちです。

たとえば、仕事上の問題が起こったときにも、すぐに「私のせいでは？」「きっと自分のせいだ」などと思ってしまいます。また、職場で誰かが不機嫌そうにしていれば、すぐに「自分が何か気に障ることをしたせいでは？」と思ってしまうのです。

うつ状態になると、「ホウレンソウ（報告・連絡・相談）」をしなくなりあます。「こんなことを聞いたら、恥ずかしい」と自分を責め、相手からも攻撃されると思うからです。また、リモート会議などでも、顔（画面）を出さなくなります。そんな調子ですから、本人が実際に失敗したときは目も当てられません。「自分はダメな人間だ」「私には生きている価値がない」「この世に存在している意味がない」などと、自分で自分をどんどん追い詰めてしまいます。

周りの人 ➡ うつの人

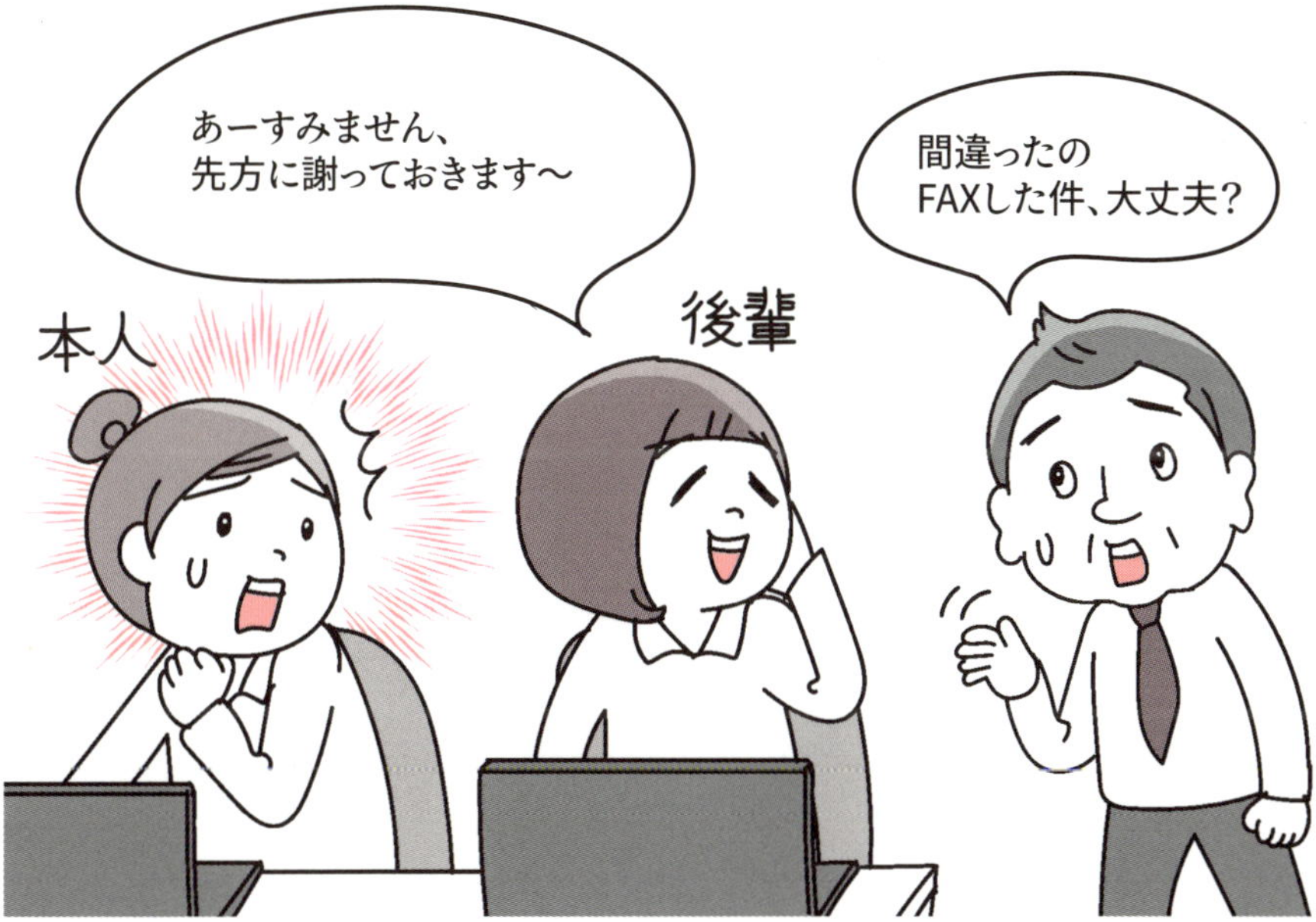
あーすみません、
先方に謝っておきます～
間違ったの
FAXした件、大丈夫?
本人
後輩

FAXの誤送信という小さなトラブルが発生しました。今どきFAXを使っている職場の環境にも問題がありそうですが、ともあれ誤送信はあくまで後輩社員の責任です。しかし先輩であるうつの当事者は、失敗した本人以上に心配そうな顔をして、私の指導不足ですと過剰に謝るので、むしろ上司がそれをなだめるのに大変でした。

うつの人 ➡ 周りの人

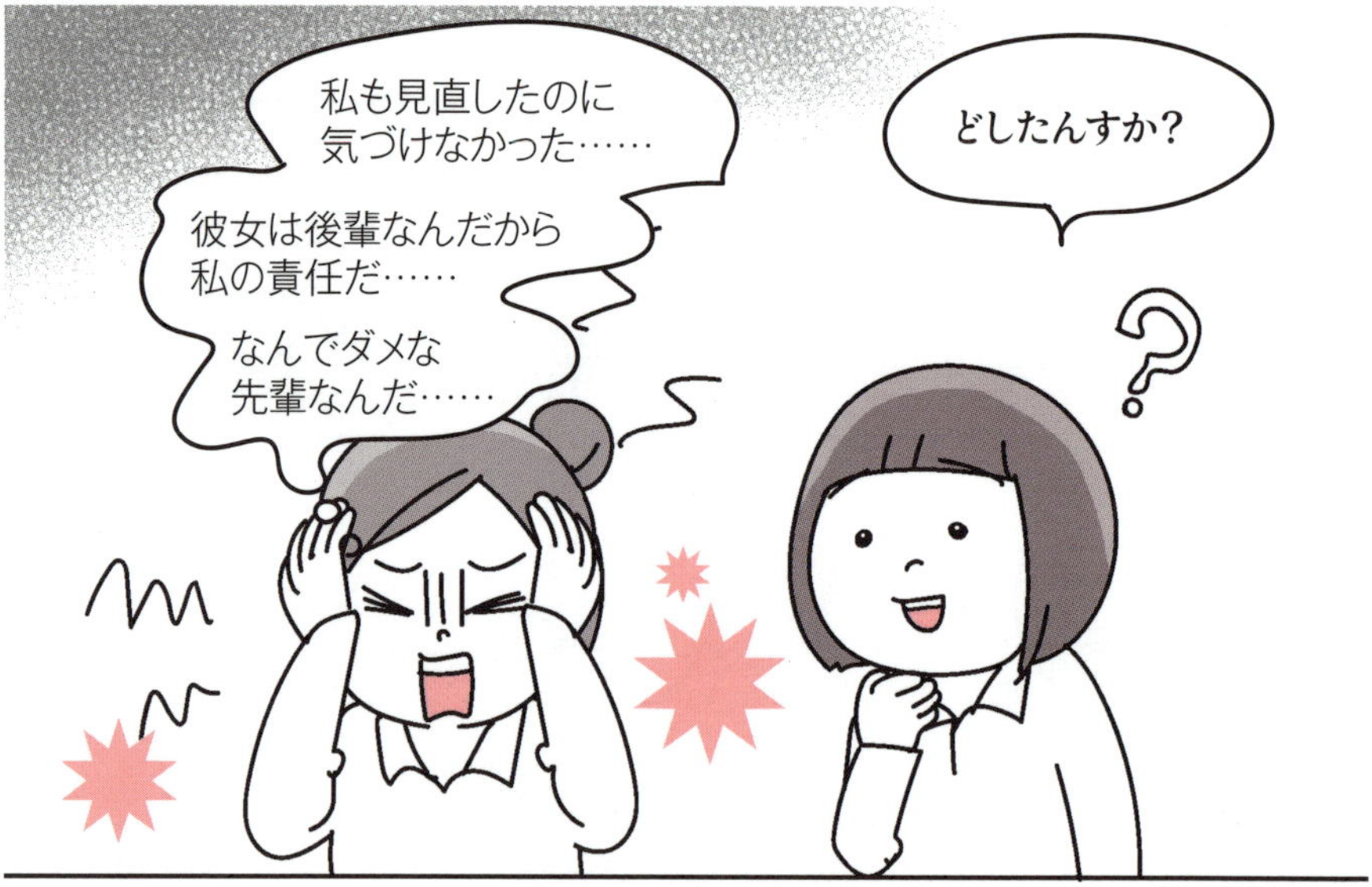
私も見直したのに
気づけなかった……
彼女は後輩なんだから
私の責任だ……
なんでダメな
先輩なんだ……
どしたんすか？

うつの自責は、なにもしなくても「自分は悪い存在で、人からも非難される」という感覚をもたらします。自責に感じる内容はかなり広く、例えば地球温暖化や戦争・災害などのニュースを聞いて、「原因になっている自分、何もしない自分」を強く感じ、落ち込んでしまう人もいます。

うつの人が自分を責めることが続くと、周囲は「また始まったか……」とうんざりしてしまうかもしれません。しかし、前項の「誉め言葉を受け取らない」場合はある程度スルーできても、自分を責める人には、「君のせいではない」と慰め続けてしまいがちです。

ところが、本人の自責の思考は「症状」なので変えられないのです。変えられないことを変えろと言われるのはつらいのです。周囲は、ある程度否定したら、その後は話題を変えてあげましょう。

理解のポイント

- 病気のせいで自分を責める気持ちが強くなりすぎている
- 何ごともすぐ「自分のせいでは」と思ってしまう
- 周囲は自責の話題にはこだわりすぎない

もしもあなたがうつなら…

自責の念を一人で抱えていると「悪いことをしたのにそれを隠している私」というもう一つの自責が起こります。せめて自責を吐きだそうと人に言うと、強く否定され、またつらくなります。そういう時は、周囲の人ではなく、カウンセラーに話を聞いてもらいましょう。カウンセラーなら、自責の背後にうつ状態が隠れている場合でも、適切なアドバイスをくれるでしょう。

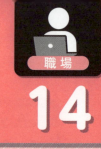

14 自信なさげにしている

「自分にはできる」という気持ちが起きなくなってしまう

うつの人は、自分自身に対する評価がかなりネガティブに偏ってきます。客観的な結果が良くても、自信を持てないのです。ただ、うつの人の自信低下は、この「何かができない（第1の無力感）」が主体ではないのです。うつの自信低下の本質は、「自分の心と体が思うように動かない（第2の無力感）」という認識です。これまで紹介してきた、気力の低下、波、能力の低下、体の重さ。つらいことがあっても考えを変えられない、忘れることができないという無力感なのです。自分自身の能力機能を信じられないのですから、まさに「自信」がなくなるのです。

そして、さらに、こんな自分は、周囲の人から受け入れてもらえない……、という居場所を失う感覚（第3の無力感）も大変つらいものです。

自信なさそうにしている人を見ると、周囲は自責の時と同様、必死にその人に「あなたは能力があり、できる」ということを説明、説得しようとします。ところが、症状として自信がない実感しかない本人は、その説得を「わかってもらえない」と感じ第3の自信低下まで低下してくるのです。

周りの人 → うつの人

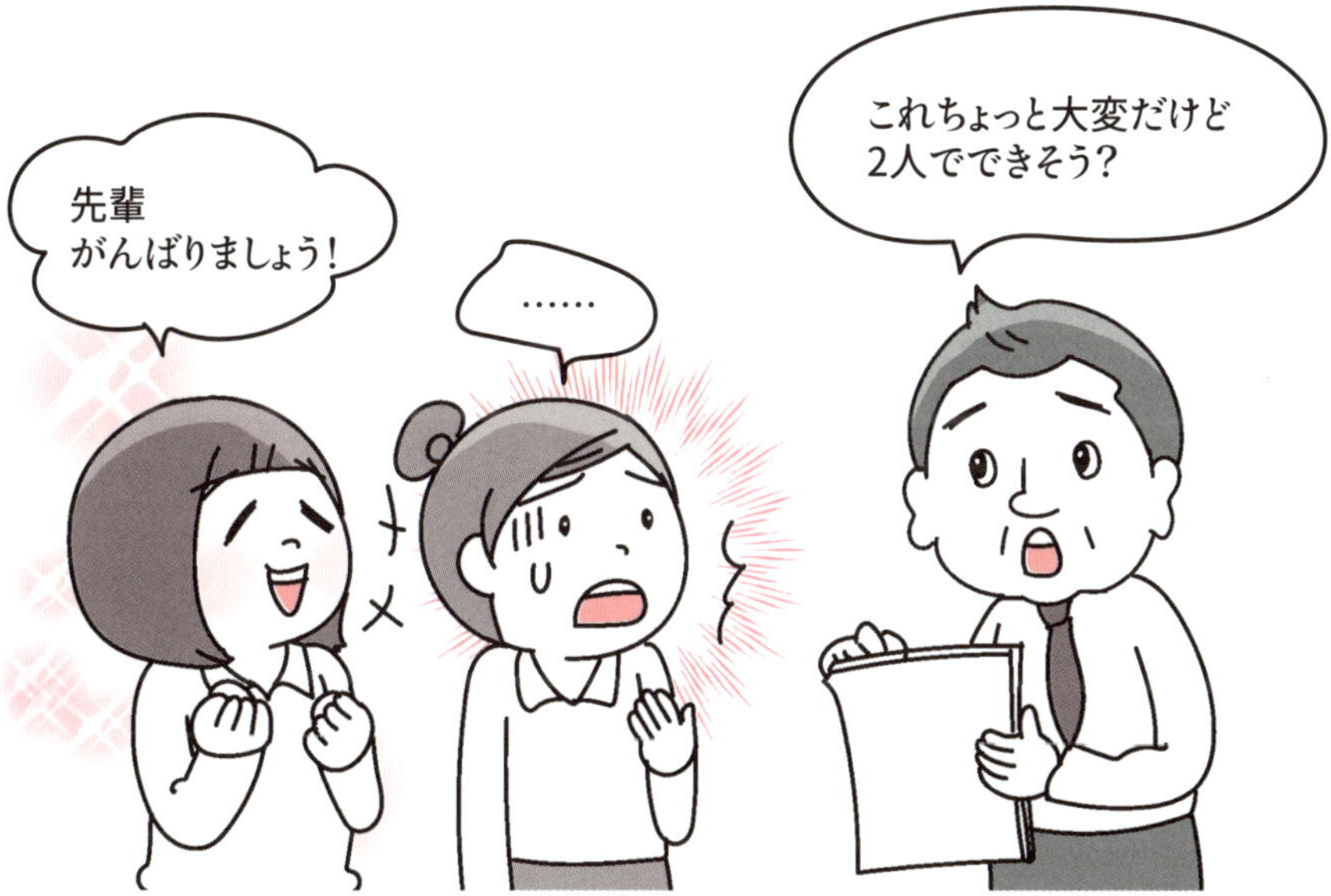
先輩
がんばりましょう！
……
これちょっと大変だけど
2人でできそう？

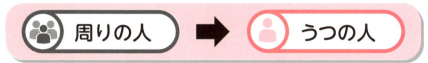

うつになると、やたらに自信がない旨の発言、行動をし始めます。上司などのほうが、「この人ならできる（できた）」と客観的に判断しても、本人はそれに納得し、安心することはないのです。周囲は本人の自信を回復させてあげたくて、できること、できていることを説得するのですが……。

うつの人 ➡ 周りの人

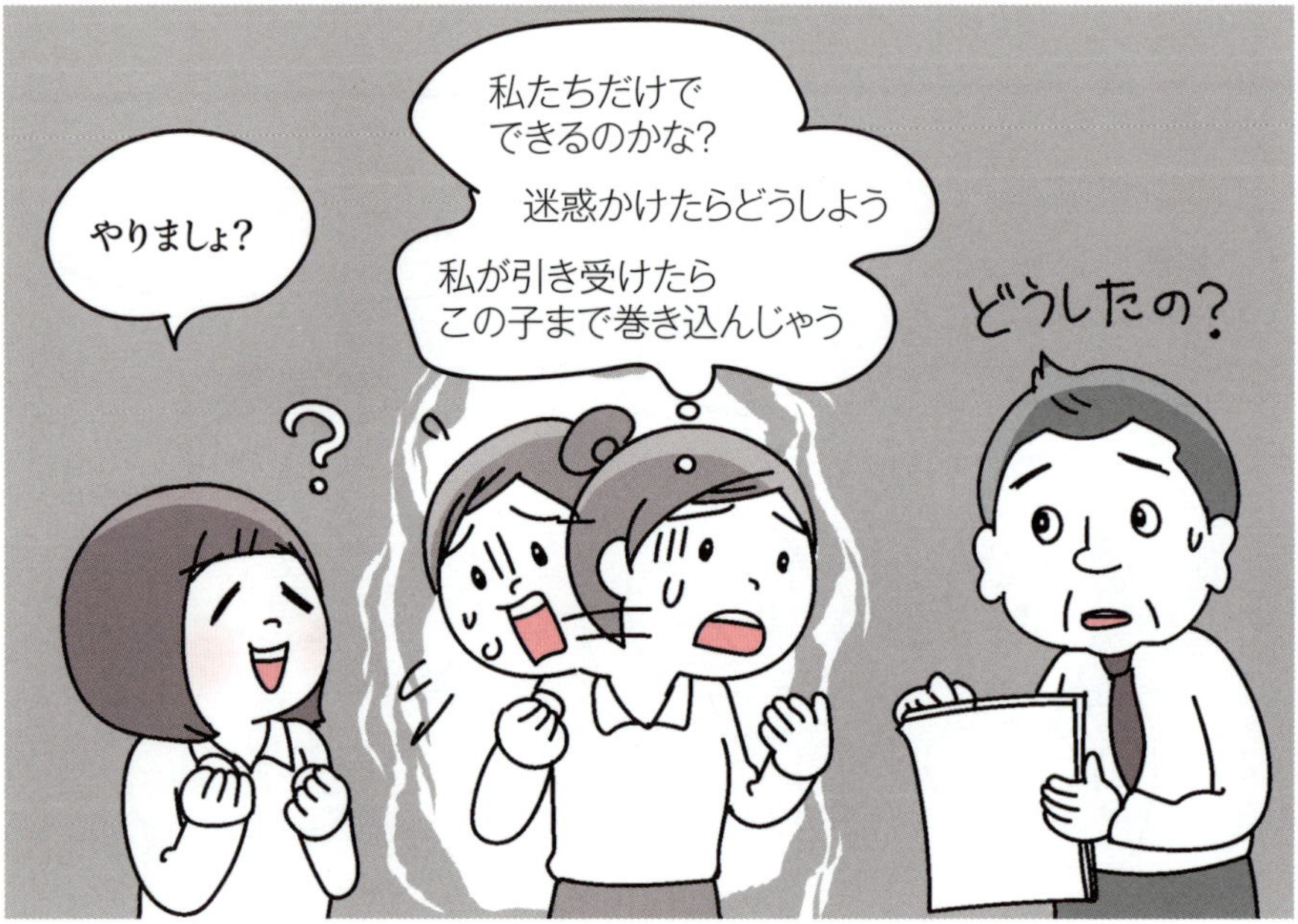
やりましょ?
私たちだけで
できるのかな?
迷惑かけたらどうしよう
私が引き受けたら
この子まで巻き込んじゃう
どうしたの?

うつの自信低下の本質は第2・第3の無力感です。この自信のなさの感覚は、周囲に説明できないため、仕事などを断るのに、大変苦労するのです。誰かから「これができるよ、できているよ」などと言われると、必死でそれを否定します。むしろ誰かに「できないよね」と言ってほしいぐらいです。今は、できないよね、と言われる方が「わかってもらえた」と感じるのです。

さらに、上司などが「課題」を与え、それを乗り越えさせて、自信をつけてもらおうとすることもあります。

これは、第1の無力感への対応ですが、うつの本質である第2、第3の無力感へは効果がないので、たとえ成功しても、一瞬しか効果はありません。むしろ頑張りすぎて、うつが悪化することの方が多いのです。

うつの自信低下には、うつの対処をきちんとして、体からの回復を実感してもらう（第2の無力感対策）ことが必要です。

そしてうつの対策に進むときの、周囲の「私たちがついている（第3の無力感対策）」というメッセージも大変有効です。

理解のポイント

- 自分を正しく評価できなくなっている
- 本質は機能への自信低下、居場所のなさ
- 自信低下はうつの症状なので周囲が不必要にこだわらない

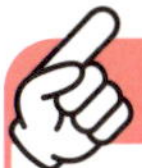

もしもあなたがうつなら…

第1の無力感を改善したくて、いろいろ試しているでしょう。しかし、あなたの自信低下の本質は、第2、第3の無力感です。

まずは、あなたの話を全部聞いてくれるカウンセラーを訪ねましょう。そして今の状態がうつだということをきちんと理解すれば、第2の無力感も緩んできます。

上司にこうしてほしかった

納期が厳しくてもうつの人に「頑張れ」は禁句

うつを発症した人が会社勤めなどをしている場合、自分がトップ（社長など）でない限りは、上司・管理職と相談して仕事量を調整したり、または休暇や休職を決定したり、ということになるでしょう。仕事の進捗などについて全体を把握しながら、部下の一人一人とも向き合わなければならない管理職は大変ですが、部下にうつの人がいる場合は、合理的、かつ最大限の配慮が必要になってきます。

一番避けなければならないのは、うつの本人に対して、配慮なく軽率に「頑張れ」などの励ましの言葉をかけてしまうことでしょう。言葉をかけた側からすると、励ましはほとんどの場合は善意から発しているのですが（また、時期的に仕事の進捗が厳しく、人員に余裕がなくてうつの本人にも本当に頑張ってほしいという気持ちからのこともあるかもしれません）、うつの症状でどうしても頑張る力が出て来ない人、苦しいなりに頑張って頑張っていっぱいいっぱいになっている人などは、そこで頑張れと言われても、今現在の必死の頑張りを全部否定されているような気持ちになってしまうことも少なくありません。そうなると「自分の事を何もわかってくれていない（第3の無力感）」という絶望しか出てこず、どんどん追い詰められてしまいます。

もし、部下のうつがわかったら、「よかった」と思ってください。うつは知らない間に悪化し、最悪自殺の危険もあります。

うつだとわかれば、（上司としていろいろ大変ですが）対策は取れます。まずは、専門家のアドバイスを受けてください。これまで紹介したようにうつの人は、少し偏った捉え方をするので、うつの心理に慣れた方の応援を得たいものです。

そのうえで、仕事や休職の調整などは、上司が一人で「きっとこれがいいだろう」と判断せず、本人の話をよく聞いて、さらに試行錯誤しながら進めてほしいのです。

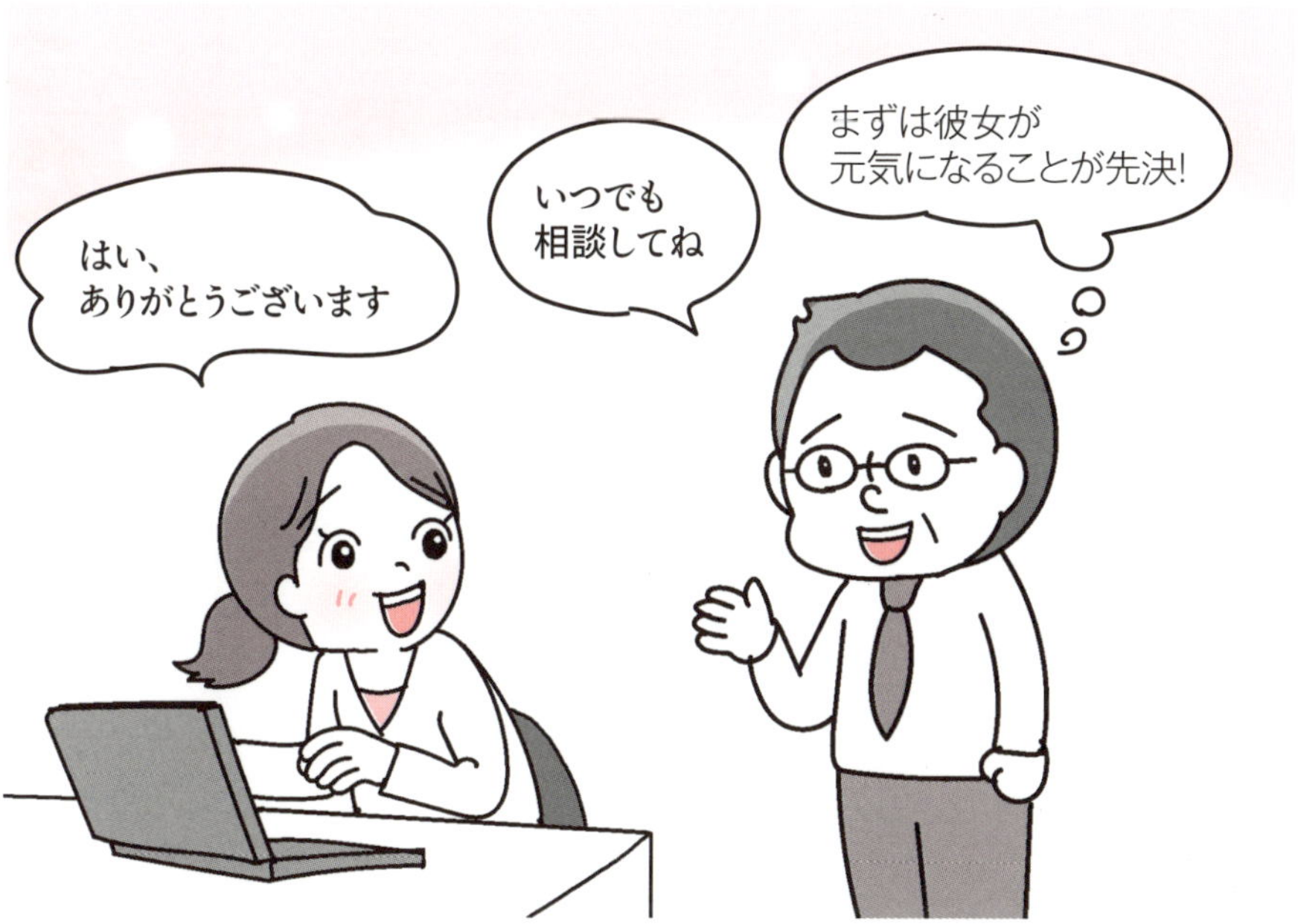
まずは彼女が
元気になることが先決!
いつでも
相談してね
はい、
ありがとうございます

同僚にこうしてほしかった

「よかった、元気そうだね」はできれば避ける

たとえば、軽度のうつを職場に伝えたうえで、休職ではなく短期の休暇を取りながらでもどうにか頑張って仕事を続けている人、休暇や休職が明けて、本調子ではないながらも職場に復帰した人……などが、周囲から「なんだ、元気そうじゃん」「大丈夫そうだね、よかった」といった声をかけられて、笑顔を返しながらも実は傷ついてしまっていたり、どうかすると再び調子を崩してしまったりすることがあります。これは「頑張れ」と言ってはいけないのと同じ理由で、できれば避けたい声かけです。

職場のみんながうつだということを知ってくれている、配慮してくれている……とはわかっていても、出勤するからにはあからさまに調子の悪そうな顔はしたくない、甘えたことは言っていられない、というのが本人の気持ちです。自責の念で自分に厳しくなっていることもあり、たとえ本調子ではなくても、頑張ってどうにか明るい顔をしようとしていることは少なくありません。

周囲は悪気なく、本人を元気づけようとしたり、または本当に安心してそのような言葉をかけて

いたりするかもしれません。しかし「元気そうじゃないか」という言葉は、本人にとっては「これ以上心配をかけるわけにはいかない、頑張らなければ」「元気にしていなければダメな奴と思われてしまう」という気持ちにさせ、無理をさせてしまったり落ち込ませたりしてしまい、どうかすると「呪いの言葉」になりかねず、要注意です。

かといって腫れ物扱いするように、おっかなびっくり接するのも本人にはよくありません。一方、本当に心配していることを伝えたうえで、「あまり頑張りすぎちゃだめだよ」「無理はしないで」「手伝えることがあれば言ってね」「できるだけカバーするから安心して」などと同僚に声をかけられて、「気にかけてもらえている」と心強く感じ、安心できた……といううつの人は多いようです。

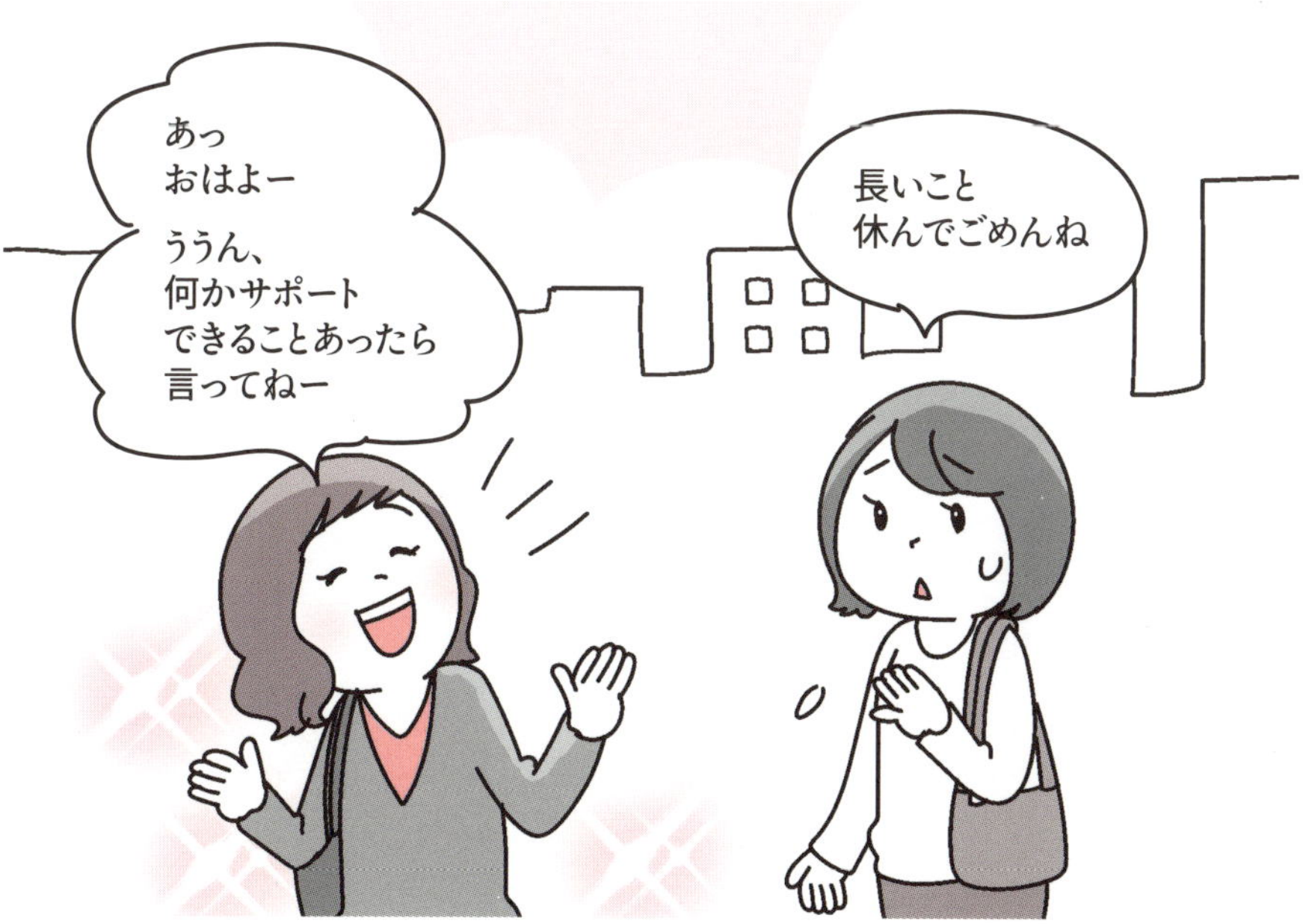
長いこと
休んでごめんね
あっ
おはよー
ううん、
何かサポート
できることあったら
言ってねー

Column

うつと発達障害・双極性障害

これまでも出てきた「発達障害」とは、身体反応や、学習、行動面に影響が出る脳機能障害のことです。発達障害は、一件普通の人に見えるので、本書で紹介したような「周囲の感じ方」と「本人の感じ方」にずれが生じやすいので、本書のシリーズとしてもまとめられています。

いずれにしても、発達障害の人は、生活で苦労することが多く、うつっぽくもなりやすいので、本書で紹介したうつ対策も活用してほしいと思います。

うつの診断を受けるときに、良く聞くもう一つの診断名が、双極性障害です。極端に気分が上がる「躁状態」と、うつ病と同じような「うつ状態」が交互に繰り返される病気で、以前は「躁うつ病」と呼ばれていました。

躁状態のときにはほとんど眠らなくても平気なほど活発に動き続けたり、気が大きくなって金遣いがひどく荒くなったりすることもよく見られます。時には攻撃性が強くなる人もおり、SNSなどで事実に基づかない誹謗中傷をしたりする場合もあります。

ところが、うつでも波はあるのです。もともと元気な人がうつの波で調子のいいときは、その人のことを良く知らない医師には「躁」のように見えることも少なくありません。その辺の判断は医師に任せて、私たちは、本書で紹介したうつ対策をきちんと進めていきましょう。うつを悪化させないことは、躁うつでも重要なことです。そして躁が激しく対応に迷ったときは、医師のアドバイスを受けて乗り越えていきましょう。

第4章

うつとの付き合い方

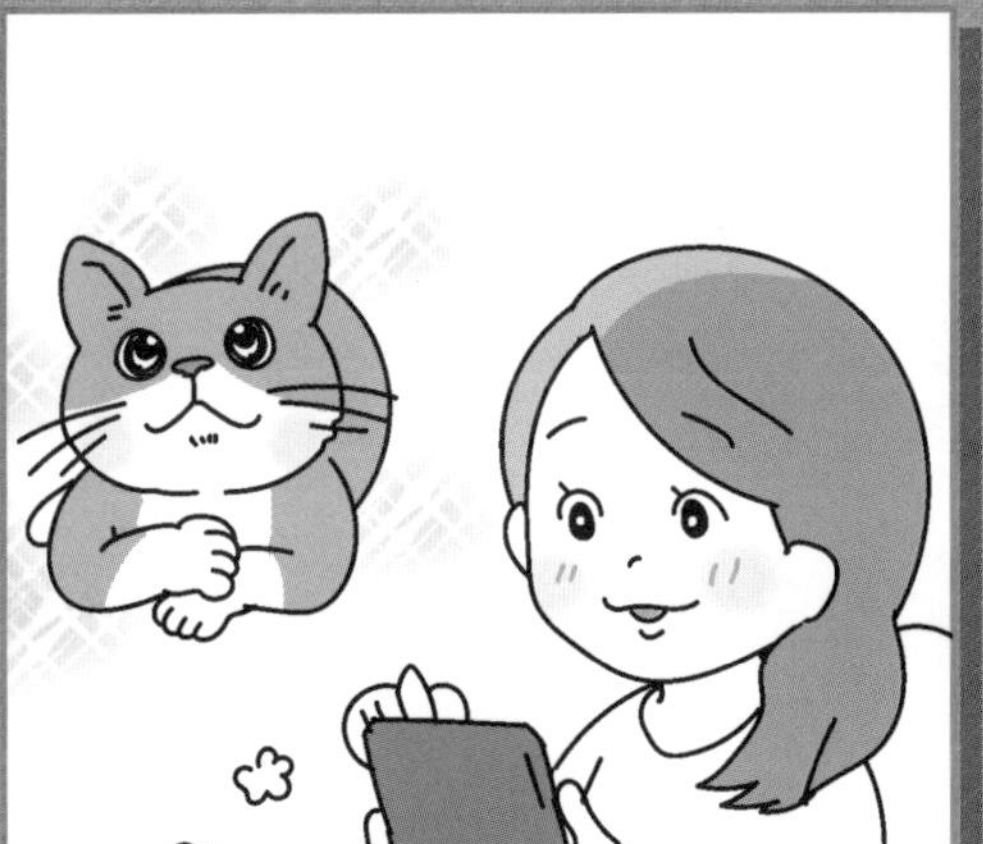

うつから回復するには？

休養によってネガティブなとらわれから脱する

うつからの回復には、何より休養が大切です。現代人のうつのほとんどが、蓄積された疲労が原因だからです。効果的に休養するには、診断書をもらって環境を整えたり薬を利用したほうがいいので、医療も上手に活用していきましょう。そうすることで、先の見えないトンネルのように感じられたうつの苦しみから、ほとんどの人がゆっくりと回復していきます。

うつでは、本書で紹介した偏った考え、受け取り方が目立ち、それが不調の原因だと思い込み、自己啓発や宗教、医学・心理学の勉強などをする人が多いのですが、あまり効果はありません。休養してエネルギーが回復していけば、偏った考えや受け止め方が、次第に消えていくのです。中にはある日突然、霧が晴れるように「これではいけない！」「そうじゃなかったんだ！」と考え方がいきなり切り替わる人もいたりしますが、そのような人はそれほど多くありません。

インターネットなどで紹介されているうつの経験者の、「私はこれでうつの考え方を変えた」的な経験談は個人の感じ方です。そんな魔法はないのです。多くのうつを支えてきた私から見ると、大抵の人はエネルギーが回復していく中で、少しずつ少しずつゆっくりと、考え方や感情の動きが落ち着いたものになっていきます。

うつの人の多くは、自分のことを「ダメな人間だ」と思い込んでしまいがちですが、回復が進んでくると、実際にはダメなところは誰にでもあって、自分が完全にダメな人間なわけではない、自分のダメなところを認めたうえで、ほどほどにやって行けばいい……と考えられるようになっていきます。合わせて、そのほかの過剰な不安やイライラ、対人恐怖、強い疲労感なども緩んでいきます。

そして、やがては気持ちが少しずつ外に向くようになり、また社会に出て充実した日々を送れるようになるのです。

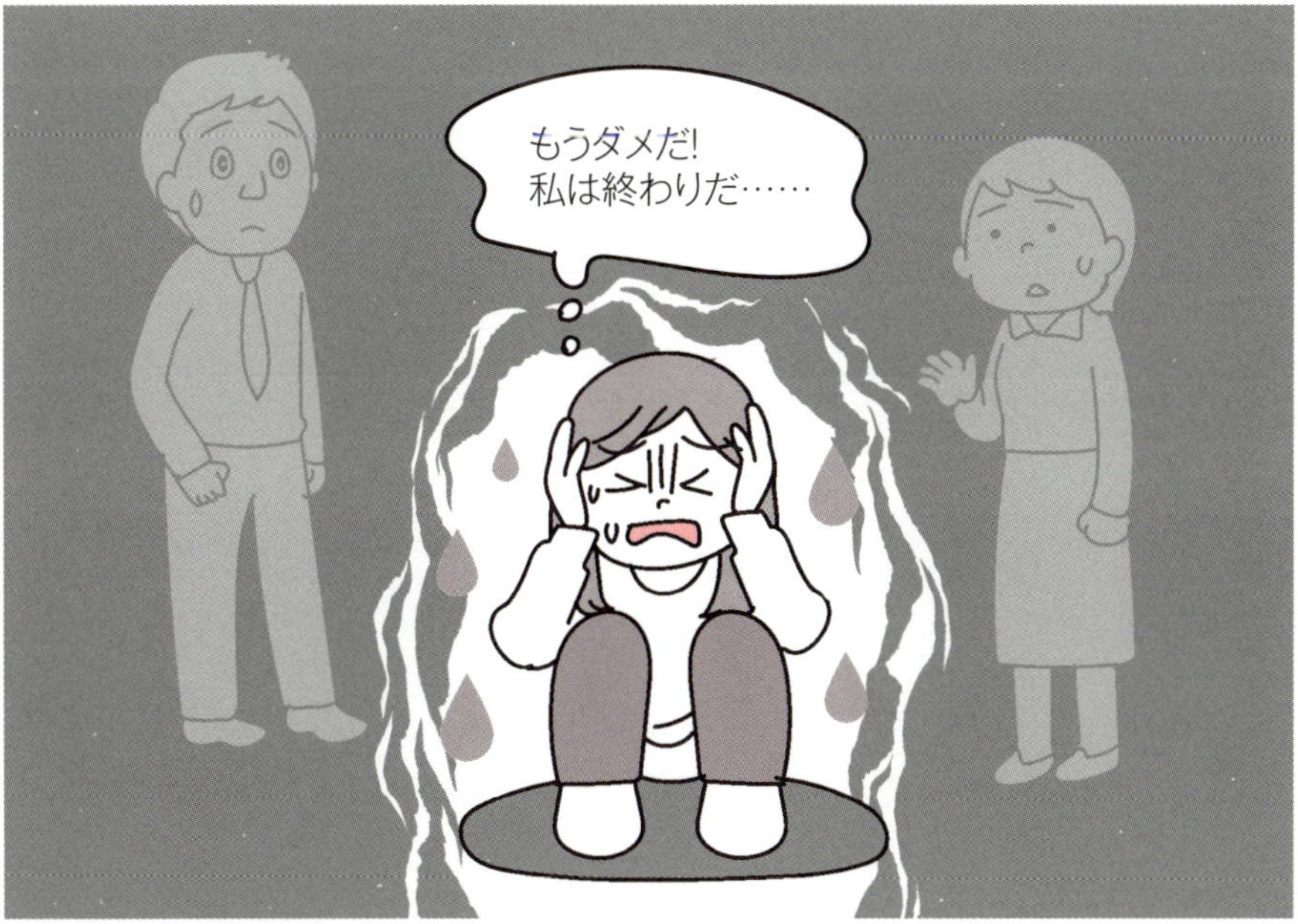

△エネルギーが回復していない状態では周りにも自分にも目が向かず、自分のダメなところばかり見えてしまう。

回復までの道のり

回復は焦らずゆっくりと

うつの回復には、仕事を休むなどして環境を整え、心と体をしっかり休めることが大切です。うつを発症した人は心だけではなく体も限界まで疲れていることがほとんどなので、休養はとても重要になります。休養を効果的にするため、医療を活用する場合、主に薬物療法と精神療法が用いられますが、時には入院してしっかり休養することもあります。

休養を始めたとしても、うつからの回復までの道のり決して直線的ではないのです。大中小の波を描きながら上がっていきます。また、回復のスピードには個人差もかなりあります。外見上は休養しているのに、なかなかエネルギーが回復してこない人もいれば、スムーズに回復したと思ったらいきなりまた悪化してしまうような人もいるのです。なので、焦らずゆっくり治療に取り組むことが大切になります。

気分の落ち込みなど、うつの症状がひどい時期は、まずそれらの症状が軽くなることを目指してしっかり睡眠をとることを重視して過ごします。そして、回復してくるに従い徐々に社会復帰のためのリハビリを始めます。

ところがうつからの回復は、ここからが大変、かつ重要なのです。ある程度元気になり、日常生活はでき、入院していた人は退院し職場に戻りますが、実はうつの思考や反応は、まだ残っているのです。また波はむしろ大きくなり、元気なときと、死にたいほど落ち込むときが交互にやってきます。周囲には、元気な状態に見えるかもしれませんが、本人的には全く治っていない感覚があるのがリハビリ期の特性です。

うつは、リハビリ期まで考えると、早くて1年、普通なら2年ぐらいはかかります。もちろん社会(復職)は、3か月~6か月程度でできることが多いようです。この時間のイメージと覚悟をきちんと持ってください。そうでないと長く続くリハビリ期に気持ちが挫折しやすいからです。

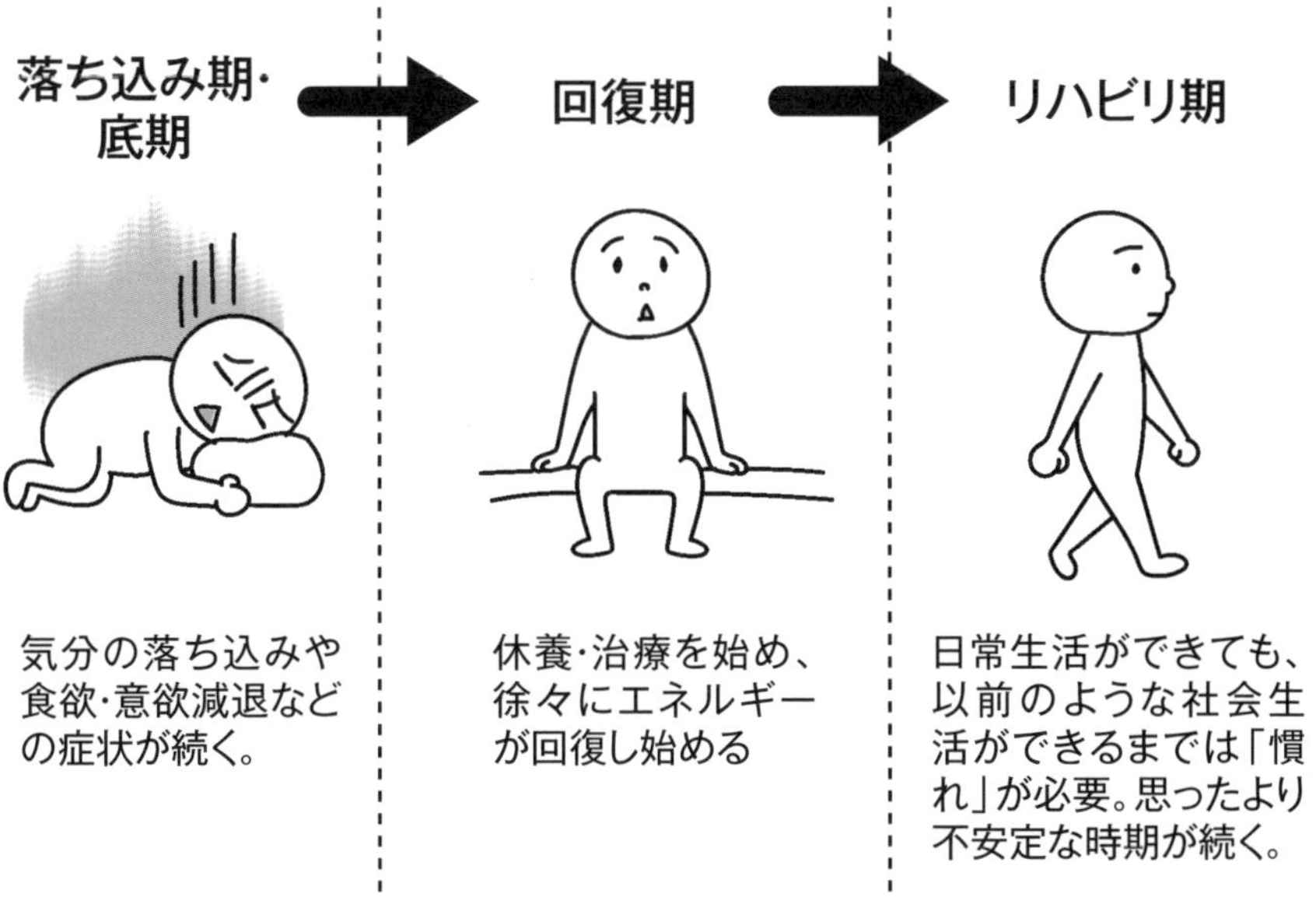
落ち込み期・底期
回復期
リハビリ期
気分の落ち込みや食欲・意欲減退などの症状が続く。
休養・治療を始め、徐々にエネルギーが回復し始める
日常生活ができても、以前のような社会生活ができるまでは「慣れ」が必要。思ったより不安定な時期が続く。

家族にできること①

やがて励ますべきときが来る

うつの人に「頑張れ」は禁句、と言いますが、それはたとえばうつを抱えながらどうにか仕事をこなしている、休職などに入る前の人や、あるいは休職して家で休養を始めたりした、本人の症状が下り坂や底にある時期のお話です。この時期に、本人にうかつに「頑張れ」と声をかけてしまうと、本人は頑張ってもできない自分、頑張ろうとしても頑張ることができない自分に絶望してしまいます。

この時期に何より必要なのは、頑張ることではなく、とにかく休むことです。少しでも食べる、眠るができるように休むことが最も優先されます。できたことをほめたりはしても、励ますのはNGです。またほめるにしても、あまり大げさにはしないようにしましょう。心が弱っている本人は、達成感よりもプレッシャーの方が大きくなってしまうからです。同じ理由で、できていないことなど、気になることを何でも指摘するのは避けましょう（服薬がある場合、薬の飲み忘れだけは注意してあげてください）。

一方、リハビリ期に進み、本人に少しずつ元気が出てきたら、ある程度のちょっとした励ましも有効になってくるでしょう。本人は職場などへの復帰を目指していますが、長く休んでいれば自信もなくなりますし、社会生活の勘も衰えています。そこで必要なのは、優しく背中を押してあげるような励ましです。

この場合の励ましの言葉は、本人の回復の具合に合わせる必要があります。どの程度の声かけをすれば適当なのかについては、専門家と相談しながら考えていくとよいでしょう。間違っても、回復や社会復帰をせかすような言い方になってしまわないよう、注意が必要です。基本的には症状が重い時期の声かけと同様、あまり多くの言葉をかけたり大げさにほめすぎたりしないようにして、シンプルな少ない言葉での声かけを心がけるようにしましょう。

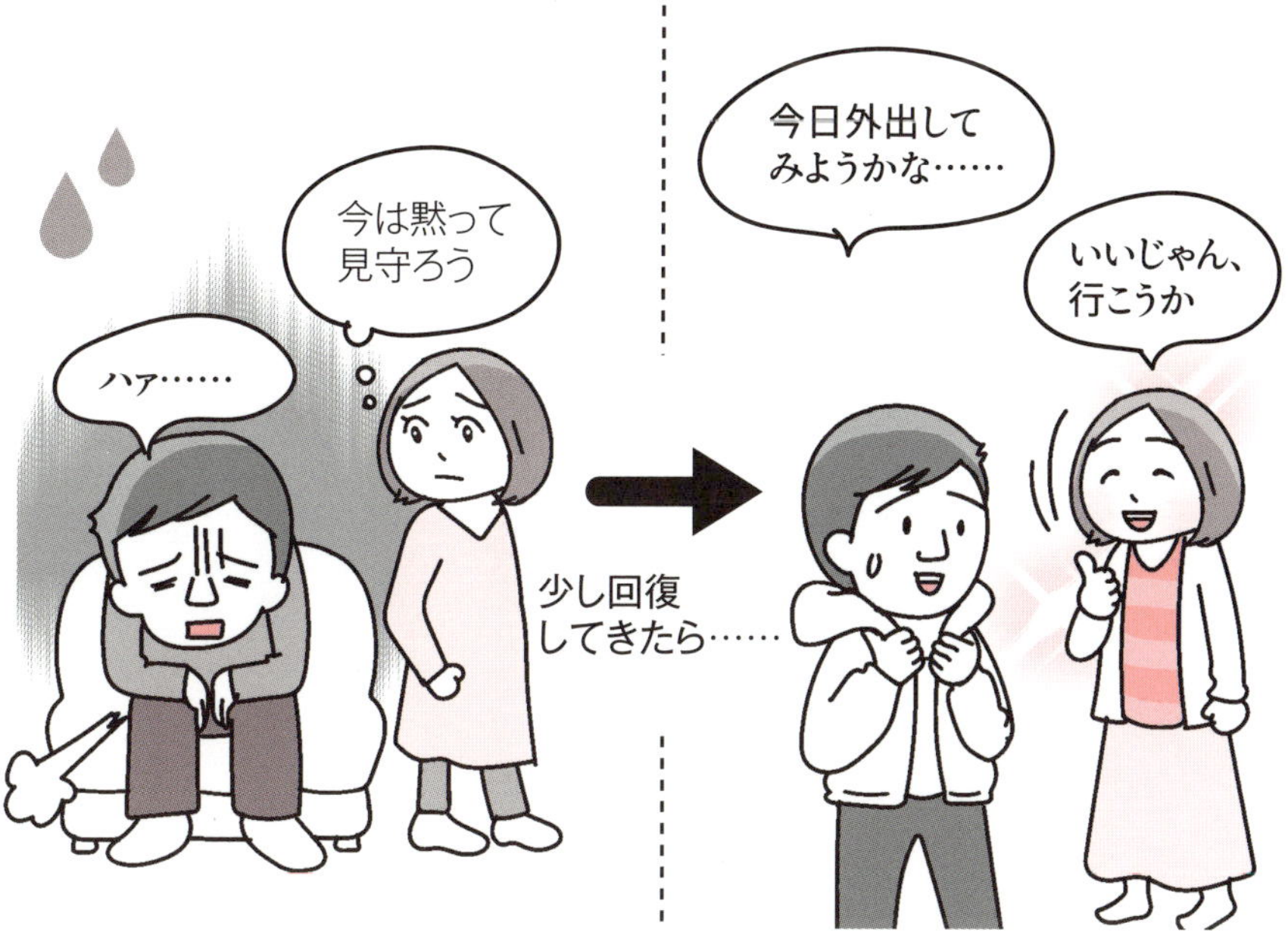
今は黙って
見守ろう
ハア……
少し回復
してきたら……
今日外出して
みようかな……
いいじゃん、
行こうか

家族にできること②

回復には波がある

本人のうつの症状が回復してくると、家族も安心できることでしょう。そろそろ励ますときかもしれない、と思うかもしれません。ところが、本人の中では、不安は少なくなっても意欲がわかなかったり、イライラは減っても楽しみを感じられなかったりと、いろんな症状がばらばらに回復してくるので「よし、これで大丈夫」とはなかなか感じられないものなのです。

さらに、全般的に調子が良い日が続いても、急に訳もなく落ち込み、またあのつらいうつに戻るような絶望感を感じることがあります。これが回復の時に特に強く感じる「波」です。睡眠のリズムがよくなったと思ったら、また起きてこられない日が続く……ということもあるかもしれません。回復の波で不安なときは、医師や専門家に意見を聞くといいでしょう。その時は、家族が本人の様子をよく観察し、伝えてほしいのです。ただ、「回復には波がある」ということだけは意識しておいてください。完全会回復に至るまで10回以上の大きな波がある、と思っておくといいでしょう。この波も数回経験すると、本人も家族もだんだん慣れてくるものです。

また、うつの症状のひとつに希死念慮（自殺願望）がありますが、落ち込み期・底期のときには自殺を実行する気力や体力すらなかったのが、少し元気になってきた回復期・リハビリ期に自殺を図る……というケースが、実は少なくありません。うつの症状が回復してきていても、自分を責める気持ちはまだまだ強く出ることがありますし、症状の波によっては気持ちがひどく落ち込んで絶望的になってしまったりすることもあるからです。

うつの人が自殺をほのめかすような態度や発言をした場合には、強くたしなめたりせず、まずしっかり話を聞いたうえで、「私はあなたに生きていてほしい」と、こちらの気持ちを伝えるようにします。そして、家族自身が不安だと、本人に過剰に刺激を与えがちになるので、自分の不安を抑えるためにも家族自身がカウンセリングなどを受けるといいでしょう。

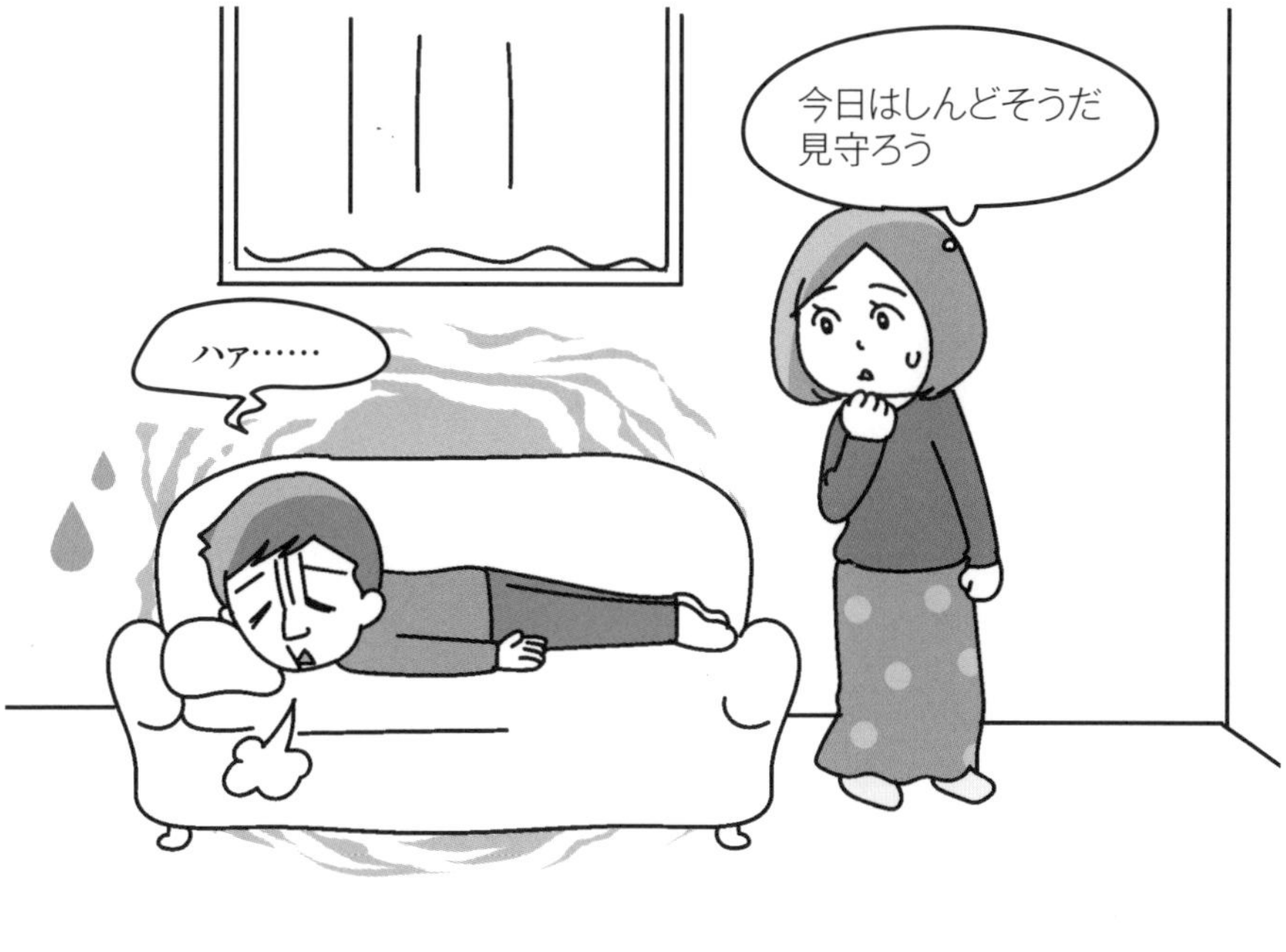

家族にできること③

回復してきたらそっと背中を押す

うつの症状が重い時期に「頑張れ」と励ますのはNGですが、逆に本人が責任感などから無理して頑張ってしまおうとすることがよくあります。そのときは家族が止めるようにして、「今はゆっくり休むことに集中しよう」と伝えることが必要です。一方、回復が進み、本人が一人で散歩をしたり、カフェや図書館などに出かけられるようになったり、趣味への興味を取り戻したりし始めたら、いよいよ少しずつ励ましてもいい時期に入ります。

この頃には気持ちの落ち込みもかなり軽減し、体もそれなりに動かせるようになっていることがほとんどです。そして、自分を過度に責めたり否定したりするような気持ちも少しずつ治まってきます。そんなときに本人が「今度、あそこへ行ってみたいな」「またあれがやってみたい」のような希望を口にしたら、「じゃあ無理のない範囲でちょっとやってみたら？」と、気遣いながら背中を押してあげるようにしましょう。

ただし、この時点では本人はまだまだ本調子ではありません。本人に「以前のようにやらなければば」という気負いが見られるようなら、やんわりと止めに入る必要がありますし、逆に家族の方からいきなり元気だった頃のペースを求めてしまうのは厳禁です。

できることが増えてくれば、本人も復職に向けて前向きになることでしょう。そこで家族は、これまでに本人に代わってしてあげていたようなさまざまなことを、少しずつ本人に自分でやってもらえるようにしていきます。本人も「自分にはこれだけできるんだ」という自信が高まっていくはずです。

そこでもしも上手く行かないようなことがあっても、家族のほうが落ち込まないことです。「大丈夫、無理せずゆっくりやろう」などと声をかけながら、本人のペースを尊重する姿勢を示しましょう。家族が安心していると、本人も落ち着けます。

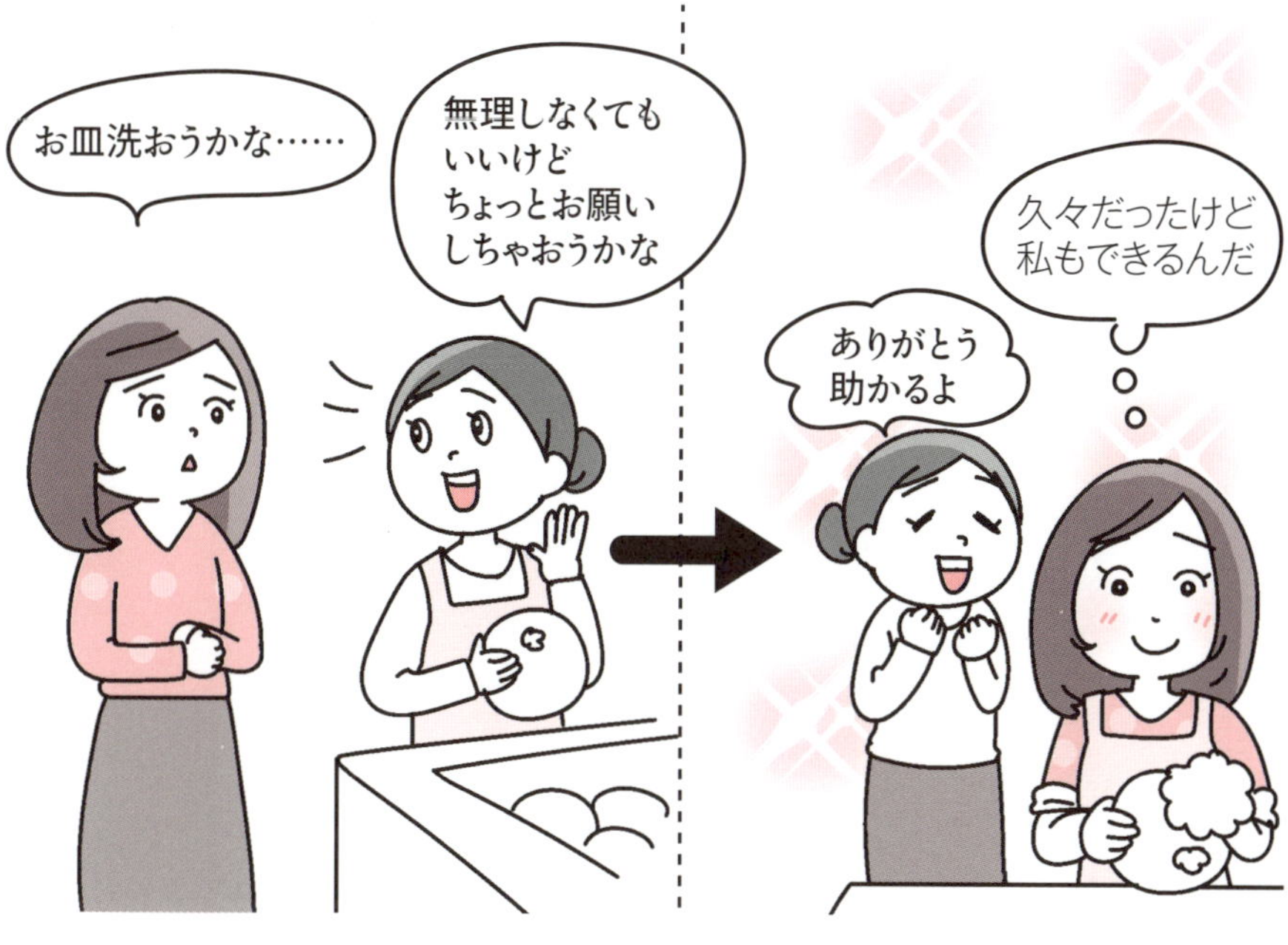
お皿洗おうかな……
無理しなくてもいいけどちょっとお願いしちゃおうかな
ありがとう助かるよ
久々だったけど私もできるんだ

家族自身にもサポートが必要

家族もつらくて当たり前

うつを発症すれば、一番つらいのはもちろん本人です。しかし、本人を支える周囲の苦しさも見逃すことはできません。家族が気を付けなければならないことは、たくさんあります。不用意に「頑張れ」などと言わないようにしながら、ときにはなぐさめ、ときには励まし、一方で本人ができない家事を代わりに受け持ったりする必要があります。場合によっては本人の休養や治療を支えながら、それまで働いていた本人に代わって家族の生計を立てるために働かなければならないことも珍しくありません。それは本当に大変なことです。子供の教育などの悩みに一人で対応しなければならないのもとても心細いものです。

そのようにして、本人が頑張れない分を家族が頑張るわけですが、それにももちろん限界があります。回復には数年かかることもあり、家族が無理をしすぎれば、今度は家族の方が体を壊したり心を病んでしまったりして、共倒れになってしまう危険性もあるのです。

そうならないためには、家族にも何らかのサポートが必要です。頑張っている家族が「でもやっぱりつらい……」と思ったとき、それを本人に伝えるわけにはいきません。しかし、「つらい」と感じている自分を認め、「それは当たり前のことなんだ」と自覚して向き合うことは、とても大切です。

そのつらさを、たとえば友人や親族などに打ち明けるのも悪くありませんが、できれば本人と同じように専門家に頼るのがベストでしょう。実際に、カウンセラーに話を聞いてもらうことで心のはけ口ができ、本人を支える日々を頑張れる……という人はたくさんいます。

また、本人が受診している医療機関の医師や看護師などは本人のこともよく知り、家族のこともある程度わかっています。それらの人たちから温かい言葉をかけられて、安心したり励みになったりすることも少なくありません。

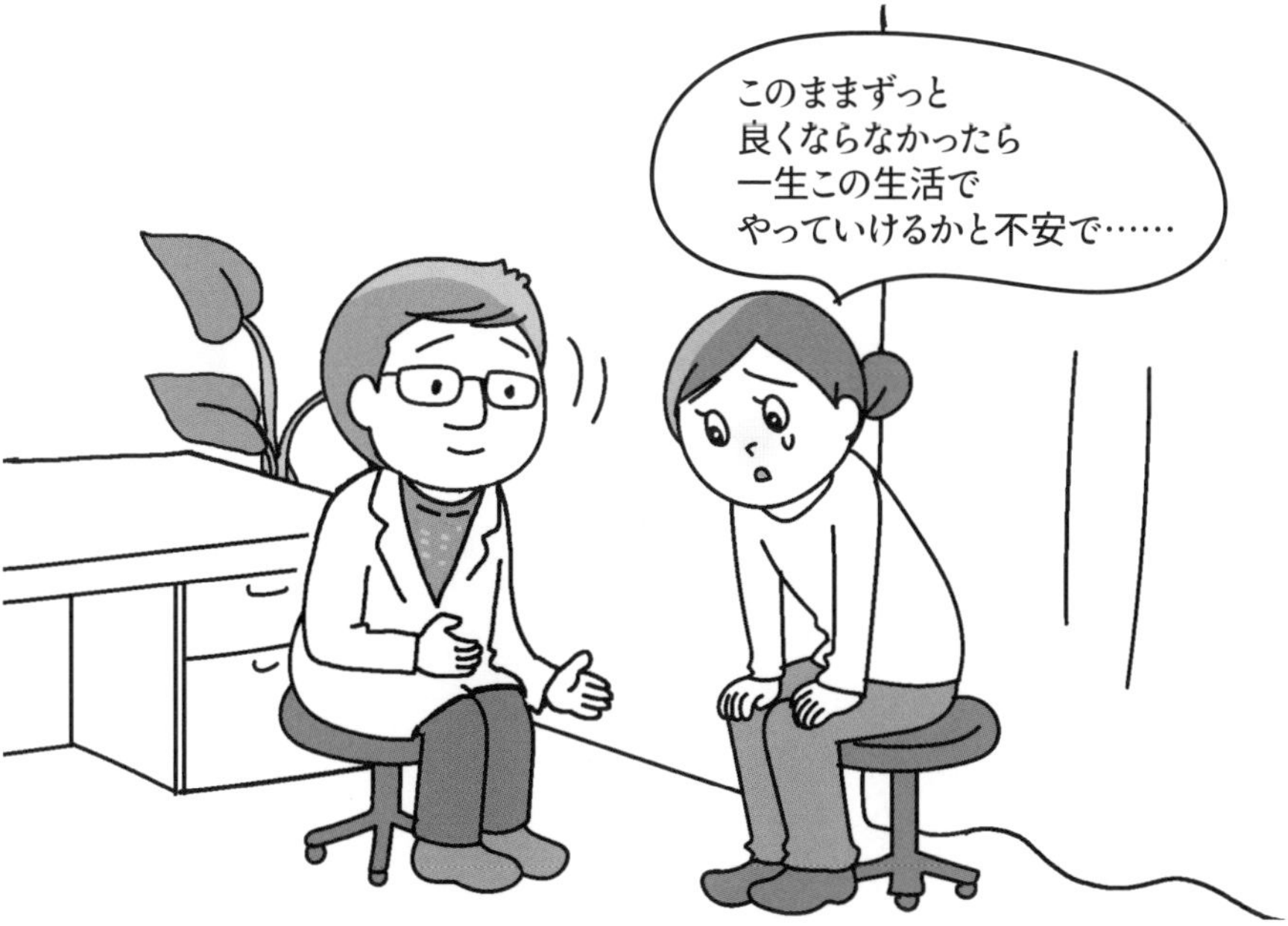
このままずっと
良くならなかったら
一生この生活で
やっていけるかと不安で……

上司・同僚にできること

「特別扱い」はしないが「配慮」は必要

情報にあふれる現代社会では、感情が刺激され続けてエネルギーを消耗し、うつっぽくなる人は増えています。

会社でも、うつになった人への対応をきちんと準備しておくべきです。厚生労働省の「労働者の心の健康の保持増進のための指針」に従って組織や規則整備、教育などを進めていくといいでしょう。

特に、うつへの対応としては、休職の期間や手順、復職する際の手順、復職を容易にするためのリハビリ出社などの制度の整備、社内で同僚をサポートできる知識とスキルを持った人材の育成などが重要になります。

また、パワハラなどと関連してうつになった場合、個人と会社が対立構造になることも少なくありません。

復職で失敗し、何度も休職と復職を繰り返すケースでも、会社と個人の利害が対立することがあります。

このような場合、会社はきちんと就業規則を決めておけば、対応に迷わなくていいのですが、それぞれのケースには、それぞれの事情があります。杓子定規に、規則を楯に個人につらい思いを強要していると、個人がインターネットなどを通じて社外に会社の対応を批判的に公開することも予想されます。

昨今ではSNSなどでの個人の発信から大きな問題につながることもあります。傷ついた個人が怒りを持ち、社外に発信し、それが社会のうねりとなれば、会社の存続さえ脅かされかねません。

今は、うつの特性をきちんと理解し、個人をいたずらに追い込まないような柔軟な対応、「配慮」が求められる時代であることを認識しておきましょう。

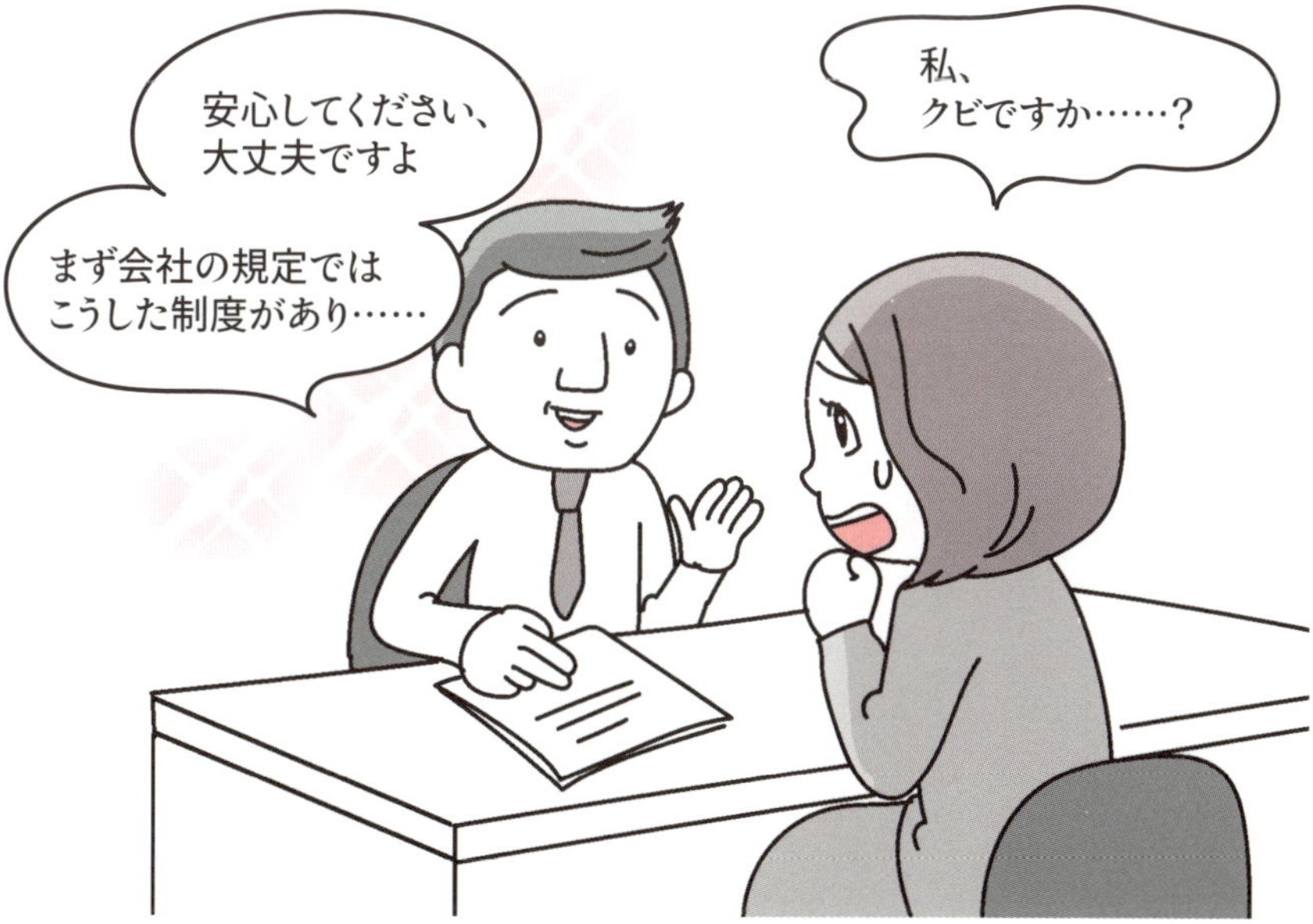
私、
クビですか……？
安心してください、
大丈夫ですよ
まず会社の規定では
こうした制度があり……

「休み方がわからない」人のために

うつから回復するために一番重要なことは、まずしっかり休むことです。ところが、「休み方がわからない」「上手く休めない」という人が少なくありません。

バリバリ働いて、たまの休日に午後まで寝てしまったりすると、多くの人が罪悪感を感じたりします。それは、余暇や休日も、時間を無駄にせずに意義ある過ごし方をしなければならない……と思っているからではないでしょうか。「休む」＝趣味に打ち込んだり遊びに出かけたり、というイメージを持っている人が多いようです。

自分を責める気持ちが過度に強くなっているうつの人はなおさらです。「何もしないでただ休む」という経験がほとんどないうえに、「早く仕事に復帰しなければ」「いつまでも休んでなどいられない」と焦ったり、「休んでいる間に何かしなければならないのではないか」という気持ちが強く出たりして、「休め」と言われてもどうしたらいいのか、と途方に暮れてしまいます。しかしうつからの回復に必要なのはまず「何もせずに休む」ことです。

そこで大切なのが、「休み方の練習」です。元気なときから「休み方」を「練習」しておけば、いざ心が不調になったときにしっかり休みやすくなるでしょう。

休みの練習で重要なのは、「休むこと」をメカニズム的にとらえることです。休むとは、エネルギー状態を改善することです。今は、エネルギーが枯渇しています。休むことで①エネルギーを補給し②活動エネルギーを節約する。これが休むことの内訳です。

エネルギーを補給するためには、とにかく睡眠をとることです。睡眠の質やリズムも大切ですが、今はとにかく「量」だけを意識していればいいでしょう。エネルギー補給を目指すなら、昼寝などの短時間睡眠もカウントして合計で最低8時間は寝る、できれば9時間、と考えてくとよいでましょう。

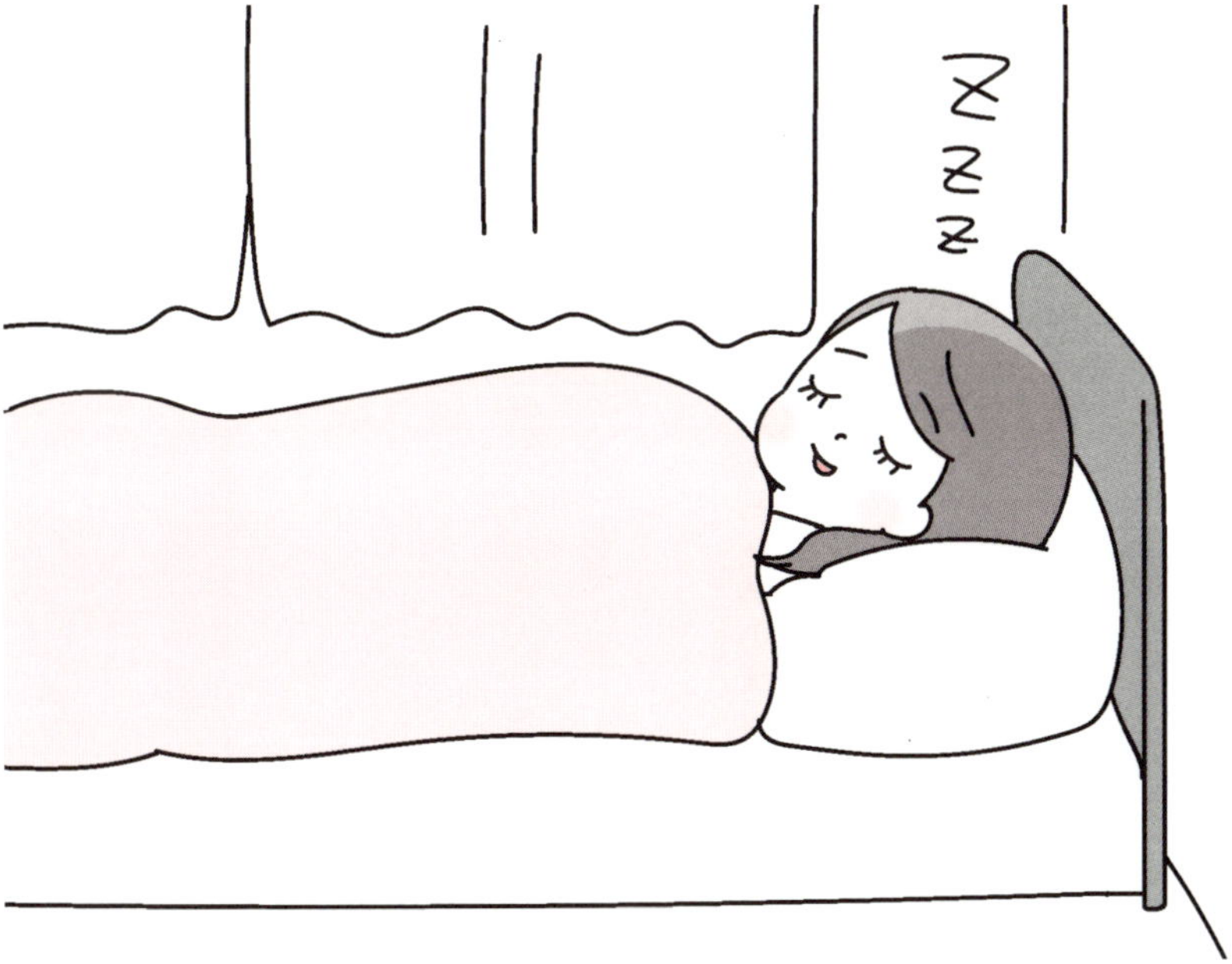

省エネで時間を過ごす

ぐるぐる思考から上手に気をそらす工夫

ずっと寝ていられれば、エネルギーの回復は早いでしょう。ただ、残念ながら人は冬眠できず、どうしても起きてしまいます。ですから、休むためには、起きている時間のエネルギー消費を抑える必要があります。

気分を変えたくて、旅行や運動などをする人もいますが、今は気分を変えるための休みではなく、エネルギー回復の休みです。できるだけ活動量を減らす工夫をしてください。

行動することだけでなく、頭脳労働、感情労働も減らしたいものです。

かといって、何もしないというのは人には難しいものです。何もしないでいると、うつ状態の症状である自責の念や不安が発動し、どうしてもいやなイメージ、思考が走り続け、「一日部屋にいたけど、仕事のことばかり考えて疲れ果てた」ということになりかねません。訓練された修行僧なら「考えない、無になる」ことができるかもしれませんが、凡人には無理です。

私たちにできるのは、省エネでありながら嫌なイメージや思考から「気をそらす」ことのできるアイテムを上手に使うことです。

クライアントさんたちに人気があるのは、例えばスマホで猫動画、押しのダンス動画などを見ることです。短いのでそんなに疲れません。料理でも、楽器演奏でも、手芸でも、動画編集でもいい。ある程度好きで、ある程度楽しく、その間はある程度嫌なことを忘れられるというアイテムなら何でもいいのです。ただやり過ぎたら疲れるので、複数あると回しやすいものです。

休みが取れた今、自分の趣味に合う何かを見つけておくと、次に嫌なことを考えたくない時にも使えます。

しっかり睡眠をとってエネルギーを補給し、日中は、省エネのストレス解消法でエネルギーが出ていくのを抑える。そうして効果的に疲れを解消していくのが「休む」ということなのです。

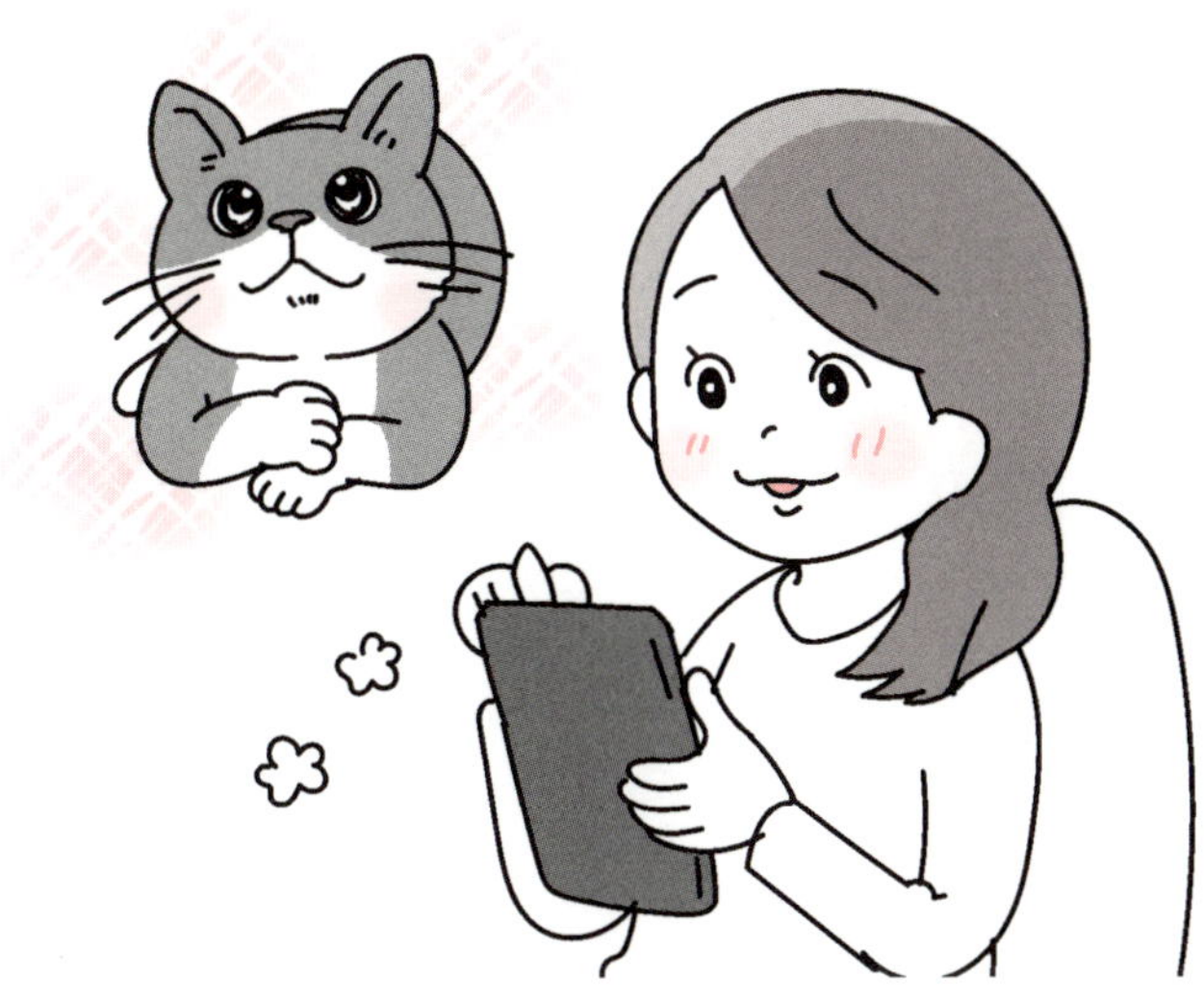

経緯表を作ってみる

症状の悪化や回復を「見える化」する

うつが回復してきても、回復の度合いには波があり、なかなか先の見通しが立てられないものです。その間に「どうしてこんなことになったのか」「一体いつまでかかるのか」という気持ちになってしまう人は少なくありません。

そんなとき、うつの「経緯表」を作って、ここまでの道のりを「見える化」するのが有効なことがあります。どんなことがあっていつ症状が出て、どの時期にどんな具合になって、今はどれぐらい回復している気がするのか……というのを表にしてみるのです。それによって、今の自分がどのあたりにいるのか、これからどうしていけばいいのか、などが把握しやすくなり、気持ちの助けになったりします。

経緯表には、うつの症状が出るきっかけになったと思われる出来事、症状が始まった時期などを時系列で順番に書いていきましょう。そして、その時々で心や体がどれぐらい不調（または好調）だったのかというのをグラフのように線で書き込むようにします。

たとえば、Yさんは××年の12月に妻と離婚し、直後から食事が摂れなくなってしまいました。

その後どうにか仕事を続けたものの、○○年5月に今度は職場で人間関係のトラブルが起きて、再び食事を摂ることができなってしまいました。

思い詰めたYさんは9月に会社を辞めてしまい、翌年2月に自殺を図りますが、それに失敗したことで「このままではダメだ」と思い、ようやく病院を受診して治療を始めました。Yさんの経緯表にはこれらの出来事と、自殺未遂をどん底とする苦しさのレベルの推移も書かれています。

経緯表を作ることで、「あのときは本当にヤバかったな」「でも今は完全じゃなくてもかなり回復してきているじゃないか」などと振り返り、今後の糧にすることが可能です。経緯表は、長引く回復期・リハビリ期にも、強い味方となってあなたを支えてくれます。

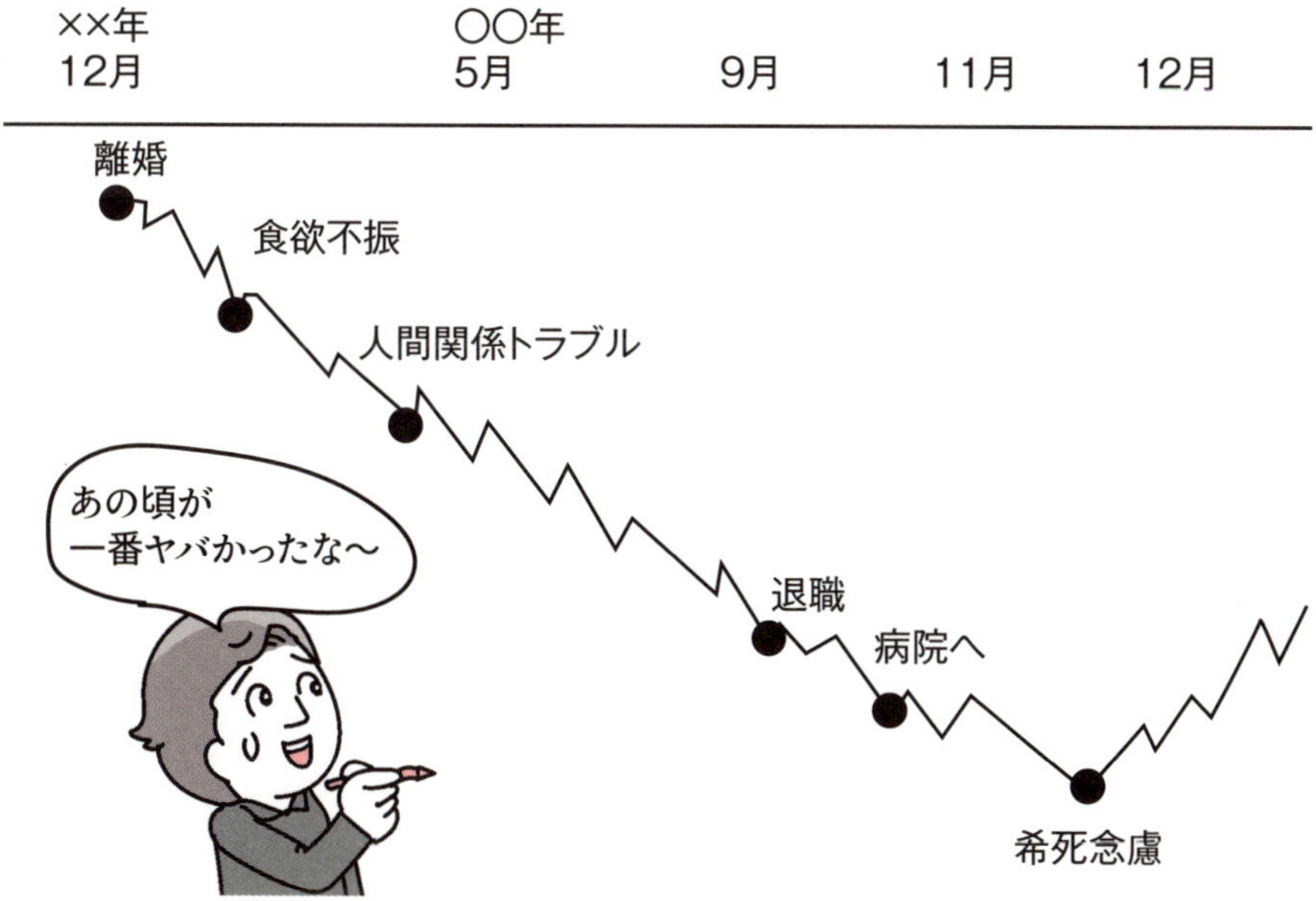

Column

うつとパーソナリティ障害

「パーソナリティ障害」（以前は「人格障害」と呼ばれていました）にはいくつかの種類がありますが、中でも感情が不安定になりやすいものに「境界性パーソナリティ障害」があります。簡単に説明すると、神経症と統合失調症の「境界」のどこかの状態、と言えるものです。うつと同様に「認知のゆがみ」が大きいのが特徴で、そこから生じる不安や気分の落ち込み、極度のイライラや希死念慮（自殺願望）などが日常生活の支障になりかねないことがあります。発達障害もそうですが、パーソナリティ障害と診断された人でも、「生活する苦労」によってエネルギーを消耗し、うつっぽくなっていることはとても多いのです。また、パーソナリティ障害は、人間関係を壊しやすく、人間関係で傷つきやすいのです。助けを求めても、それに上手に対応できる人が少ないので、孤立化しやすいというつらさがあります。これもパーソナリティ障害の人のうつが深刻化する大きいな要因です。

認知のゆがみがどちらの診断名のものなのかを分析しても、あまり意味がありません。発達障害とパーソナリティ障害は、どちらかというとその人固有のものですが、うつはエネルギーの低下という一時的なものです。

性格的な資質はなかなか変わらないものですが、うつは（数か月かかるものの）回復できるものです。ですから、まずはうつの対処を優先してみましょう。

第5章

うつの波を乗り越えて強くなる

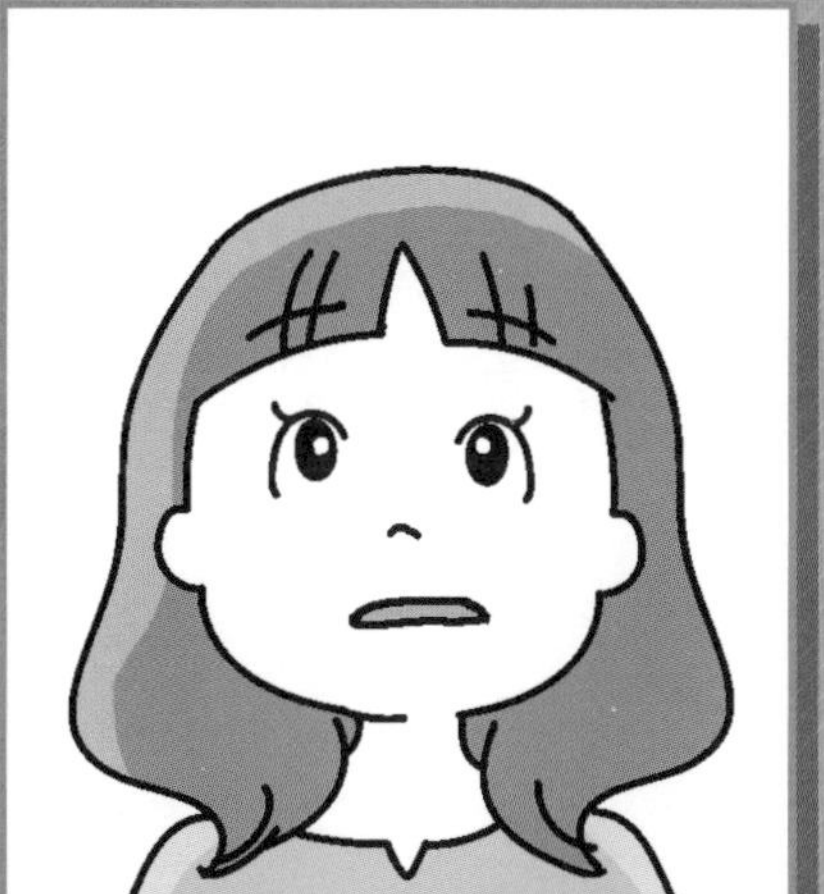

うつの波と上手に付き合う

再発しやすいと言われるけど……

しっかり休みさえすれば、ほとんどのうつは回復していきます。

ところが、薬を使っても治りにくいうつ病などを主体に考えている医療の視点からは、「うつは再発しやすい病気だ」とされています。治療して回復してきたと思ったところで、症状の波が大きく出て再び悪化してしまうこと（再燃）がありますし、うつの症状が見られなくなった「寛解」を迎えてからも、それは「完治」したわけではなく、何かのきっかけで再びうつを発症すること（再発）は、残念ながら決して珍しくはない、と考えられています。

ただ、私たち普通の人からすると、「完治しにくい」などと言われると、余計に不安になってきます。これに対して医療の見解を平たく言い換えるならば、「うつには波があり、回復も直線的でなく、波を描きながら、徐々に進んで行く、その波を上手に超えていく必要がある」ということになってきます。

さらに、完治後の再発の可能性については、医療ではなく、生き方という大きな視点で見てみると、「うつの経験を上手に糧にすれば、次にうつになることを予防できるようにもなる、つまりより強い心を手に入れられる」と考えられるのです。実際、私はそのような方をたくさん知っています。

このような、つらい体験を今後の糧にする力のことを心理学ではレジリエンス（復活力）と呼んでいます。その人の中のレジリエンスが発揮できるかどうかの条件は、まずは、直面したつらい体験をきちんと乗り越えることにあります。

うつの体験に関して、レジリエンスを発揮するためには、まず、今回のつらいうつの体験、特に「波」を上手に超えていかなければなりません。また、大変長く感じるリハビリ期の「停滞感」に押しつぶされないような工夫が必要になります。

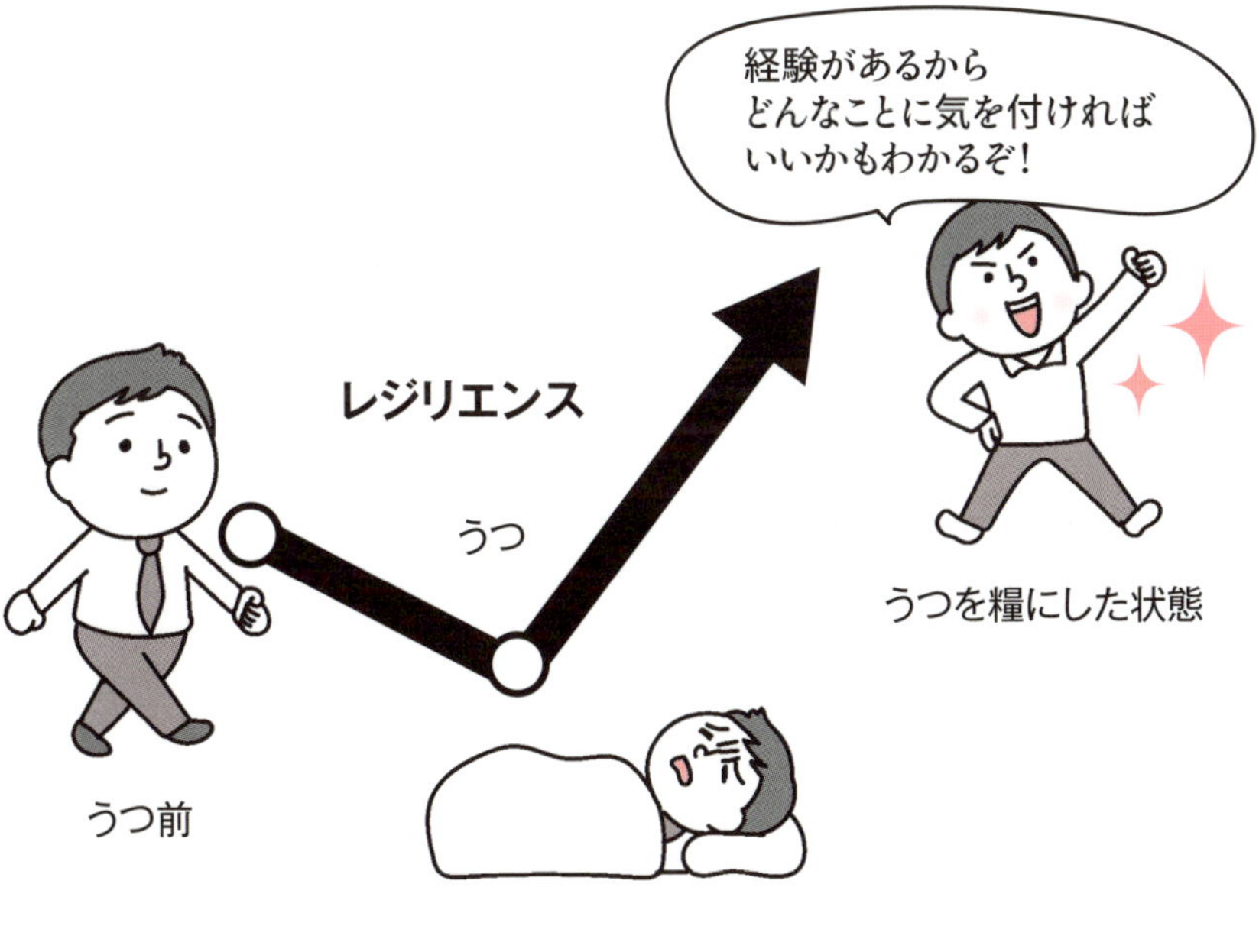
経験があるから
どんなことに気を付ければ
いいかもわかるぞ！
レジリエンス
うつ
うつを糧にした状態
うつ前

つらい波の乗り越え方

リハビリ期の波の存在をきちんと意識しよう

うつの波は、回復期、リハビリ期に特に顕著になります。私たちは元気なときでも、社会と接するときは周囲に調子を合わせるために、知らず知らずのうちに緊張し、エネルギーをつかうものです。まだ十分にエネルギーが充電できていない回復期・リハビリ期に次第に社会と接するとき、つい今のエネルギーレベルより多くのエネルギーを使ってしまいがちです。そしてそのあとに強い落ち込みというブレーキがかかってくるのです。これが「波」と感じられます。

波の高い時（元気が出ているとき）は、不安や自信の低下がなくなり、「これでやっていける」と思うのですが、その分、その後の落ち込みに大きな落差を感じ、大変つらくなります。落ち込み期・底期（P148）で何もできなかった時のつらさより、このジェットコースターのような瞬間的な落ち込みのショックは強く、死にたい気持ちにもつながります。

さらに、周囲には波の高い部分、つまり元気な部分のほうが多く見え始めているので、人知れず深刻に落ち込んでいる本人のつらさに気が付きにくいものです。

この波を乗り越えるには、まずは「波があること」を知り、その波は、時間とともに収まることを理解することです。

うつの本質がエネルギー不足であることを思い出し、嫌な刺激から離れ、しっかり睡眠をとり、ある程度の時間が経てば、波は収まります。つらさを紛らわせるための頓服などを処方してもらい、薬の力を借りて、寝てしまう手も有効です。

波がつらいからと言って、これまでとは違う何かを行うと、逆にエネルギーを使ってしまうのです。本人はつらいので、常に魔法の手段、特効薬を求めますが、「魔法はない」のです。

また、この時これまでつけていた経緯表を眺めてみるのも、不安を少なくする効果があります。辛いけどあの時よりはマシとか、こんなつらさは自分の場合、だいたい1週間で抜けられる、と思い出せるからです。

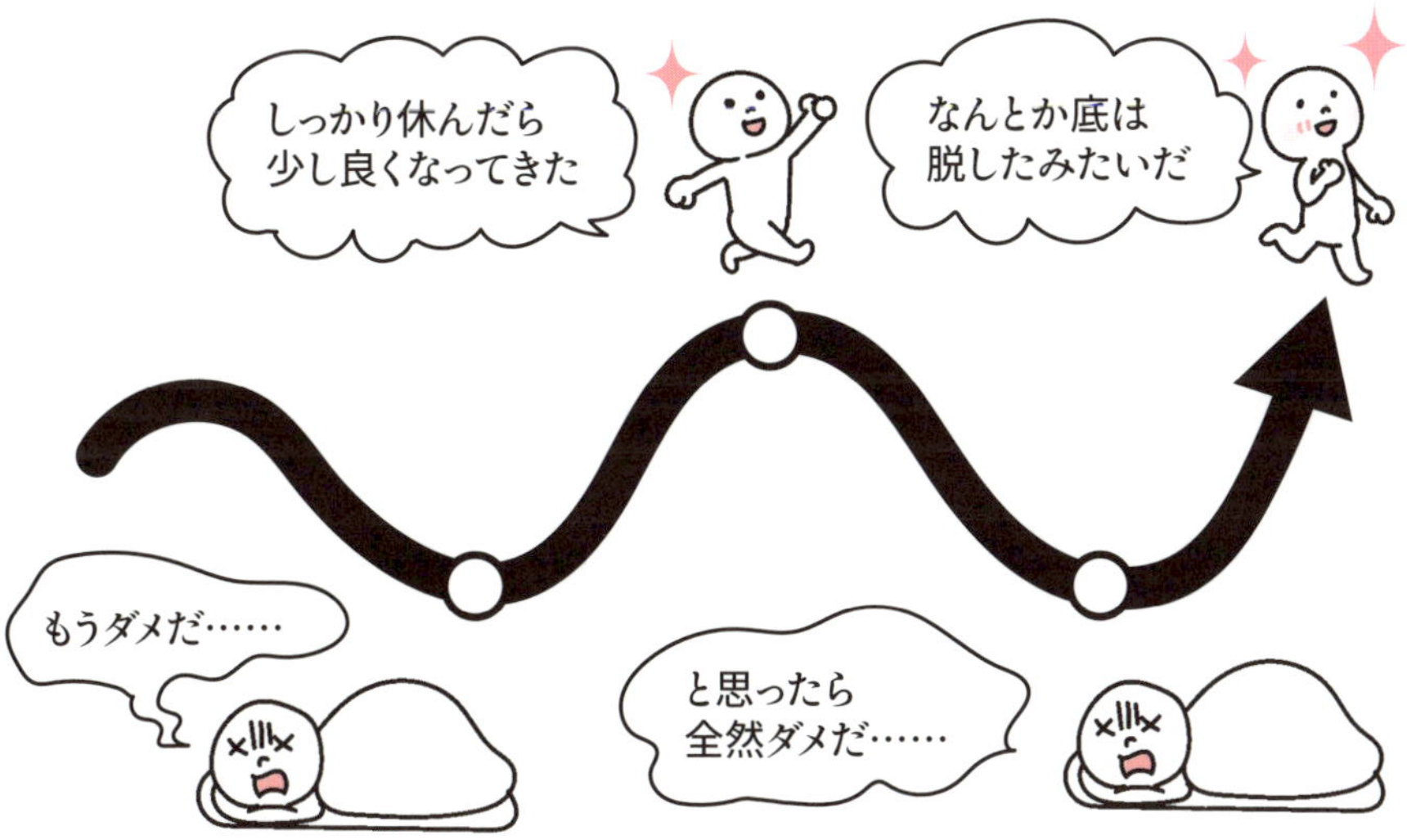

停滞の打破①うつを再度認める

うつであることを再認する勇気と冷静さ

波とともに越えなければならない問題が、停滞感です。うつはとても長いリハビリ期があるので、いつまでも治りきらない感覚があるのです。回復の途中のちょっと調子がよいときに「自分はもう治ったんだ」と思い込んだり、「もともと本当はうつではなかったかもしれない」と考えたりします。また、その逆になかなか回復しないことで「治療しても変わらないじゃないか」「このまま休んでいても意味がないのでは？」などと思い込んだりして、休養や治療をやめてしまったりする人もいます。

エネルギー状態がが少し回復すると逆に、「何もしないでいるわけにはいかない」「早く仕事に復帰しなければ」という焦りが強く出てくるからです。

たとえば、うつが悪化して会社を退職してしまった人が、「なかなかよくならない」という思いを抱える一方で、「仕事をしないと食べていけなくなってしまう」と心配し、通院を続けながら医師に相談せずに就職活動をしていたケースがあります。この人はうつのことを隠して面接を受けるなどして、雇ってくれる会社を見つけ、再就職すると同時に通院をやめてしまいました。

しかし、当然のようにすぐにうつの症状がぶり返したばかりか、さらに悪化してしまったのです。もちろん再就職した会社も、3ヵ月で退職しなければなりませんでした。

うつのリハビリは、この停滞感や焦りとの戦いであると言えます。その停滞感や焦りを少しでも少なくするには、もう一度、うつとは何かをおさらいしましょう。エネルギー不足でうつになったのです。

さらに、今、もし回復を妨げている要因があるなら、それも排除しなければなりません。もう一度自分がうつになった原因や経緯を振り返ってみましょう。

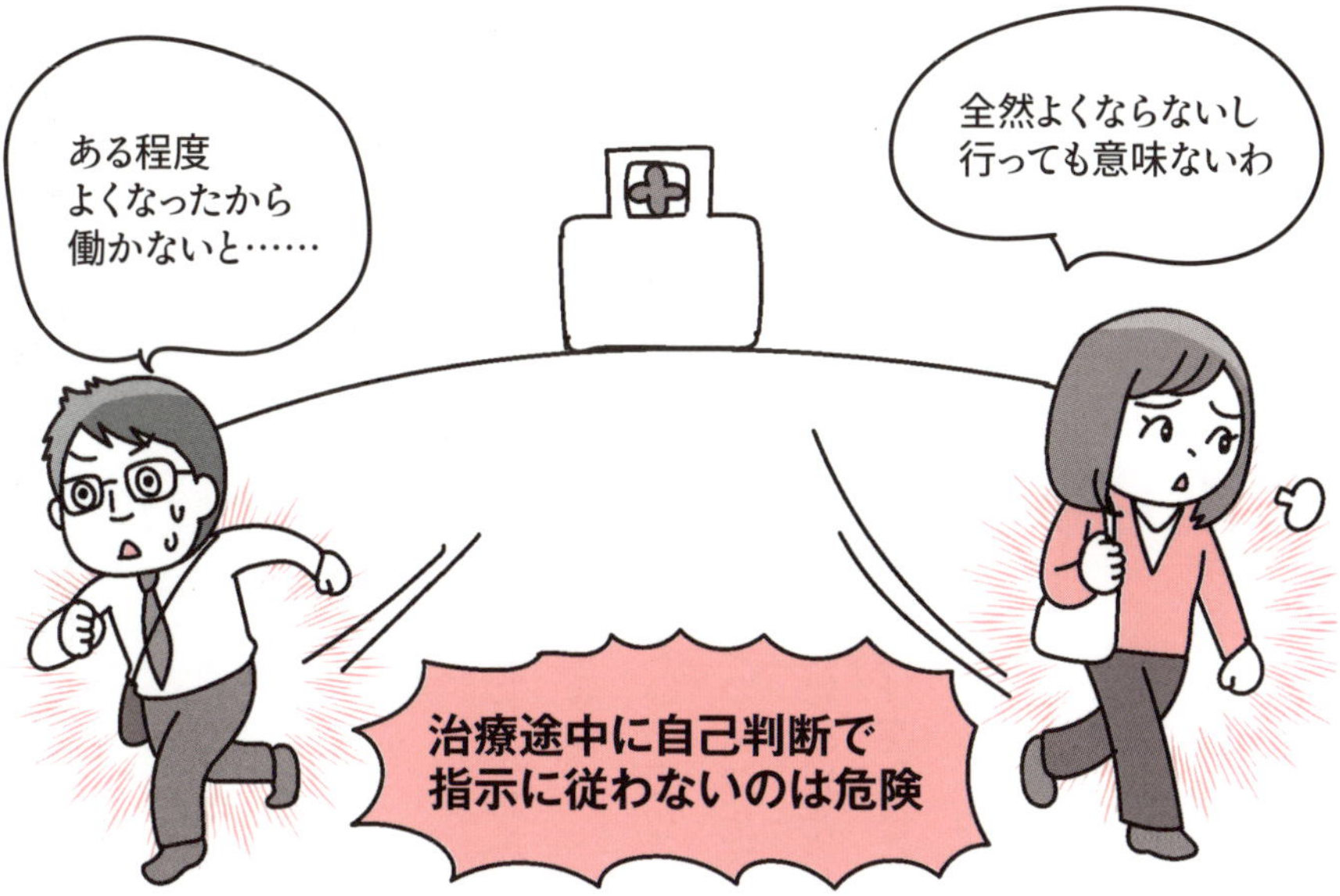
ある程度
よくなったから
働かないと……
全然よくならないし
行っても意味ないわ
治療途中に自己判断で
指示に従わないのは危険

停滞の打破②うつになった原因を除く

環境が変えられればうつの悪化を予防できる

うつからの回復には、休養や治療だけでなく、環境の調整が必要になることが少なくありません。経緯表を振り返って、何が自分のストレスで、何が苦しかったのかを思い出してみましょう。

回復期・リハビリ期の今、社会復帰しようとするとき、その問題の環境は改善されているでしょうか。回復した後にうつを発症する以前の環境に戻ってしまうことで、せっかく治りつつあったうつが悪化することが少なくありません。たとえば、仕事が忙しすぎて強いストレスを受け続けたことでうつを発症した人が、職場に復帰していきなり、以前と同じような激務の日々に再び突入したら、どうなるでしょうか。ほとんどの人は心身が持たないはずです。また、義理の両親との不仲がストレスになってうつを発症した人の場合は、元どおりに義父母との同居を再開したりすれば、やはり同じことです。

うつから復帰するにあたり、復帰するべき環境はぜひ整えておきたいものです。環境を整えるというより、環境を変えるという場合が多いかもしれません。ただ、この時期、この「環境を変える」ということをとても困難に感じる人が多いものです。というのも、会社や家族が自主的に環境を整えてくれればいいのですが、何がどう辛いのかは、本人でなければわかりません。ですから本人が主体的に動かなければならないのです。

ところが、まだ、環境を変えるという大仕事をする気力も不十分だし、うつの不安思考が残っており、うまくいくと感じられないからです。

ただ、今の状態は苦しいけれど、一つのチャンスだとも考えられます。元気な時は我慢して環境に適応してきた。しかし、やはり無理がたたり、うつになった。このまま元気になると、また無理して適応し、うつになるのを繰り返す可能性が高いのです。

環境を変えなければという問題意識が高く、さらに意欲も回復してきた今こそ、この大問題に取り組むチャンスと考えましょう。

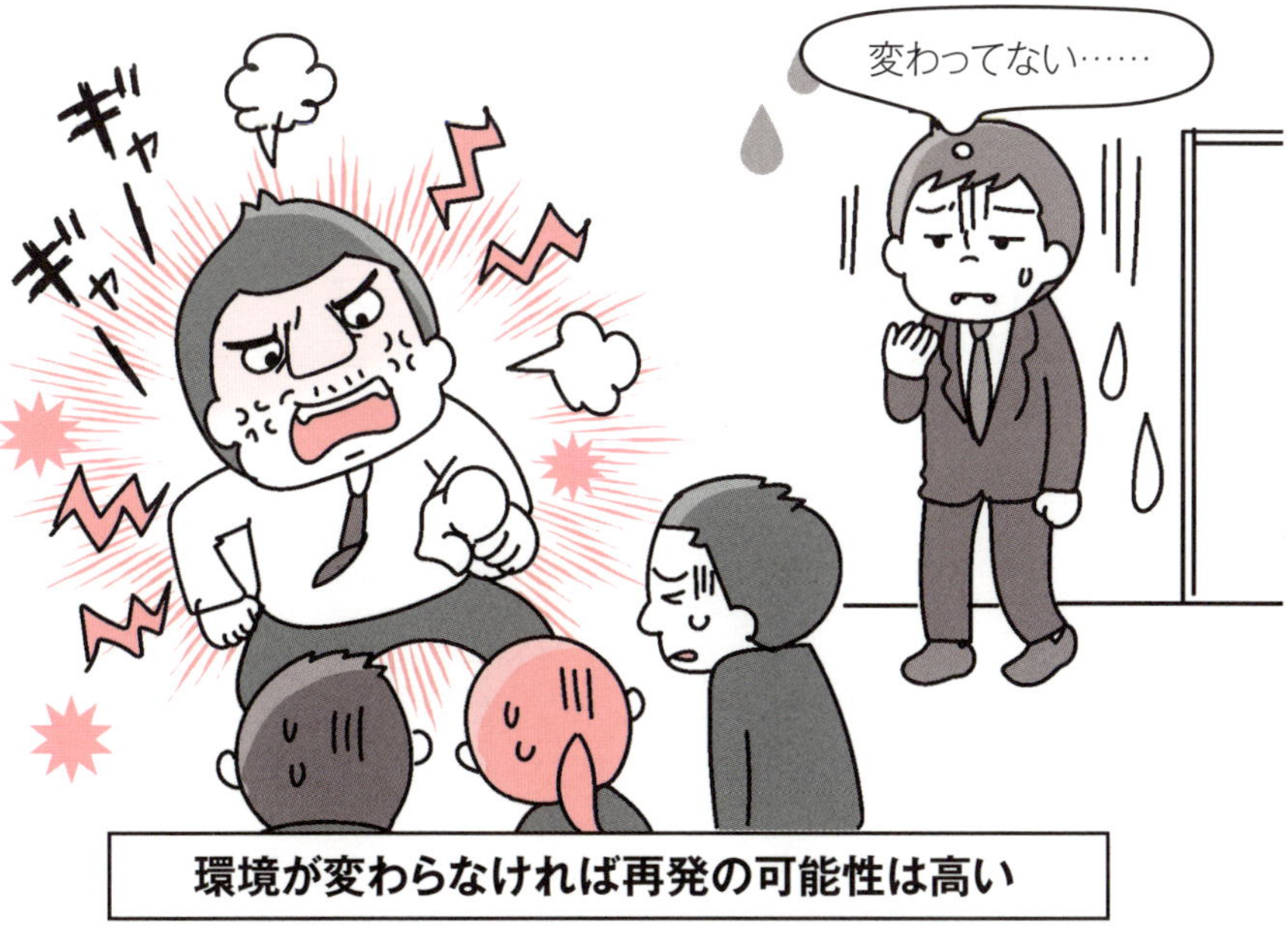

環境が変わらなければ再発の可能性は高い

停滞の打破③焦りと上手に付き合う

回復状態を客観的にみる工夫で乗り越える

うつの回復期・リハビリ期の焦りは本当に手ごわいものです。何しろうつからの回復は時間がかかるので、これまでの対処が間違えているのではないかと魔法を求めたり、休んでばかりいるから、自分を甘やかしているから、治りきらないんだと考えがちです。

この焦りと上手に付き合うには、一番心強いのはうつからの回復に経験と知識があるカウンセラーに随伴してもらうことです。もちろん医師でもいいのですが、医師は時間がないので、あまりきちんと聞きたいことを聞けない場合が多いのです。

そのカウンセラーに、不安なことをタイミング良く、何度も相談することで、焦りが少なくなります。体、心がばらばらに、そして波を描きながら、徐々に回復していく道程は、まるで初めての登山のようです。この道で大丈夫なのか、登っているつもりが下っているけど、本当に今どの標高まで登っているかなど、ずっと不安です。長い休養の間、社会やほかの人はどんどん進んで、自分だけ取り残されている感じがします。

そんな不安に対し、何度も同じような質問ができる専門家がいると安心です。同じペースで歩いてくれる山岳ガイドのようなものです。つらさに共感してもらいながらも、このつらさはリハビリ期の当然の苦しさであること、いつまでも変わらない景色でも、山岳ガイドから見ると道を間違えているのではなく、順調に進んでいることなどを、何度も何度も確認していくのです。

そういう専門家がいない場合は、うつからの回復の先輩たちの経験を聞くと安心できます。漫画や映画、小説など、見つけようと思えば、たくさんあるので、チェックしてみましょう。

ただ、ほとんどの作品はうつの専門家でない方が、自分の経験だけを元に書いているので、うつのつらさ、長さだけを参考にし、「これで治った」と紹介している内容は、参考程度に受け取ることが大切です。魔法はないのです。

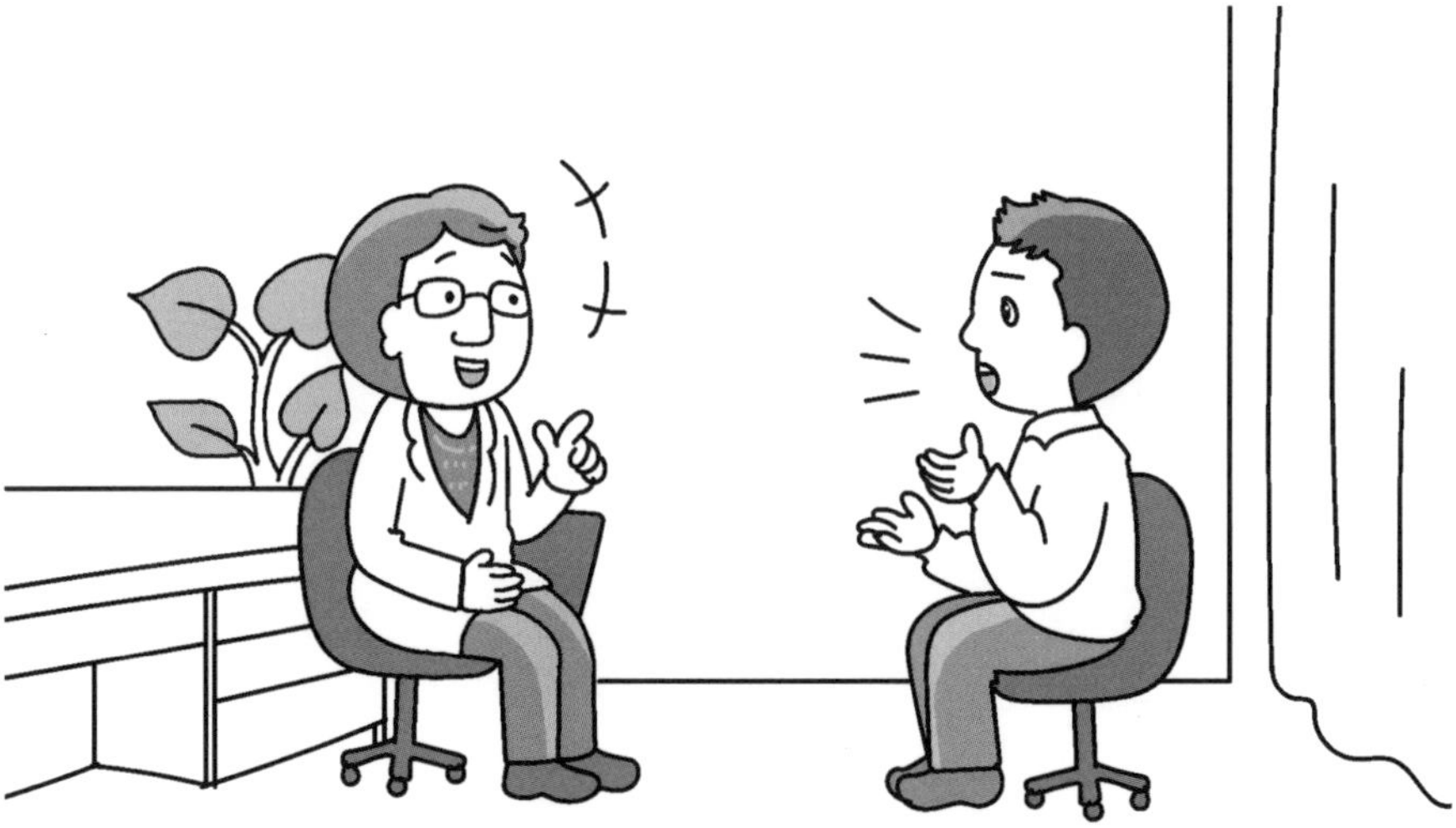

自分に合ったカウンセラーが大事

新しい自分を模索する

何を大切にして生きるのか

　環境を変えるということについて、さまざまなケースが考えられますが、例えば、嫌な人や仕事から離れるということであるなら、退職、転職などということになるかもしれません。これは人生において非常に大きな選択です。自分は、何を大切にして生きていくのか、という根本から考えてみるいい機会です。

　うつというのは、始めは強い挫折を感じます。もちろん今でもその挫折感は続いているでしょう。しかし、うつになったからこそ、自分の人生について考え直せた、と振り返る人は、とても多いものです。多くの人は、これまでの人生を、「元気で壊れることのない自分」を前提としていたでしょう。疲れることはあっても、疲れ果てる…なんてことは想像もしなかったと思います。

　ところが、やはり人は動物であり、病気になることも、けがをすることも、疲れ果てることもあるのです。そのことを前提に、もう一度今後の人生で、何を大切にするのかを考えてみましょう。

　会社の人間関係や過大なノルマに悩んでうつを発症した人が、以前の営業の仕事ではなく介護職に移り、障害のある人やその家族に感謝されながら楽しく働いている……というケースもあります。給料は少なくなったが、家族との時間が取れる仕事に変わり、充実感を感じている人もいます。

ただ、このように環境を変える時に、注意しておかなければならないことがあります。それは、環境の変化はうつの悪化の要因になりやすいということです。

新しい仕事、新しい人間関係、時には新しい土地……。それらに慣れ、信頼を得るため、にはうつではない状態であってもとても大きなエネルギーを使うからです。

うつからの回復で、新しい環境を選択するときは、自分の回復状態をきちんと把握し、慎重に進めるべきです。出来れば信頼のおけるカウンセラーなどのサポートを受けられると心強いものです。

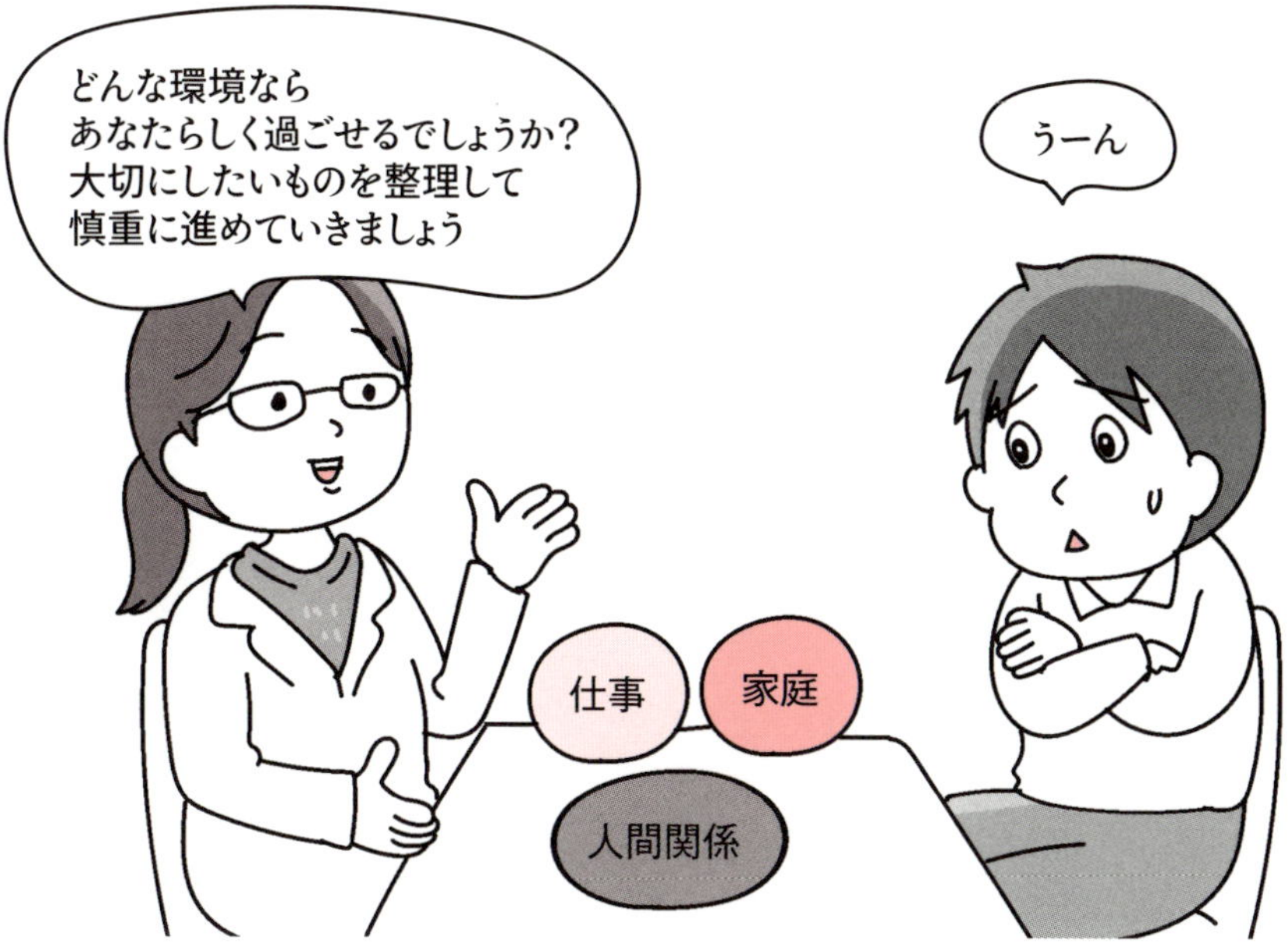
どんな環境なら
あなたらしく過ごせるでしょうか？
大切にしたいものを整理して
慎重に進めていきましょう
うーん
仕事
家庭
人間関係

生活を見直してみる

睡眠・食事・運動は健康の基本

うつになった環境を変えることは、職場を変えるなどの大きな変化だけを示すのではありません。むしろ、自分の日常の生活を見直すことが重要です。

例えば、睡眠、食事、運動、ストレス解消法、生活リズム、人付き合いの癖などが、うつになりそうなものなら、まずはそれを改めなければならないのです。これは、転職などと違いすぐにできるのですが、ダイエットなどと同じように、案外難しいものです。でも、うつになった今はチャンス。うつになりやすい要素をきちんと理解し、それをできるだけ避けるようにしていきましょう。

まずは、睡眠ですが、先に説明したようにエネルギーを補給できるのは睡眠だけだと思ってください。人は普通8時間ぐらい睡眠をとる必要があると言われます。ですからうつの期間は、8時間以上、できれば9時間を目指して睡眠量を増やしてください。睡眠についてはたくさんの情報があふれていますが、あまりそれらに左右される必要はありません。気にし過ぎると、逆に不安になり眠れなくなるからです。

睡眠はかなり個人差があるのです。うつの今は、「量さえ気にすればいい」と、ざっくり理解する方が、結果的に良い回復につながります。

食事も、あまり神経質になることはありません。普通の感覚で栄養バランスに気を付ける、程度で十分です。一食や一日ですべての栄養素をとると思わず、1週間ぐらいでバランスが取れればいい、ぐらいの感覚でよいのです。

運動も、継続性や強度を求めるのではなく、心地よさを感じるぐらいの軽い運動でOKです。むしろ、これまでの自分が頑張りすぎる傾向があるなら、「今日の調子をよく観察して、やめる、中断する」という新しい価値観のトレーニングだと考えてください。これまでの「やり遂げる」「積み上げる」という意識はうつになりやすい信念です。運動を通じて、逆の価値観を少しずつ身に着けましょう。

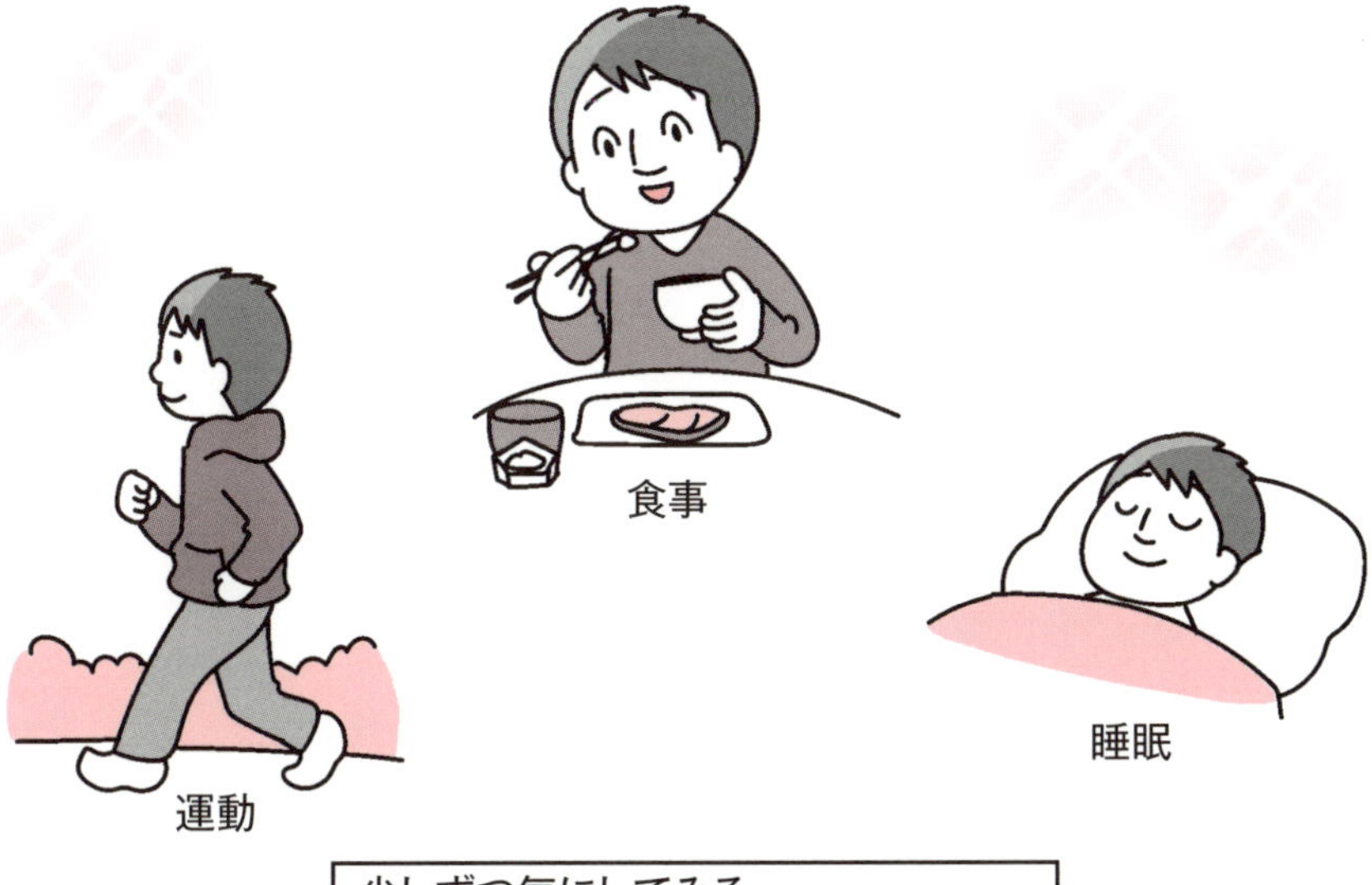

少しずつ気にしてみる
あまりこだわりすぎないことがポイント

医療、家族、仕事などとの付き合い方を見直す

頼る練習、離れる練習

日常生活を見直すとともに、人間関係も見直しましょう。うつになりやすい人間関係の癖があるなら、それを少し修正していきたいのです。

まず、医師との付き合いですが、長いうつのリハビリ期を過ごすうち、医師の治療が間違えているのではないかと感じ始めることが少なくありません。医師は、忙しいので話をしっかり聞いてくれる時間がないことも、その不安を助長します。

魔法は求めず、医師にはコンパクトに、現在の自分の状況や薬の効果や副作用復職に関する会社の情報などを伝えましょう。「はじめに」でも触れましたが、ほとんどの場合、日本の医師は信頼できます。ただ、やはり不安になると思うので、カウンセラーなどに医師との付き合い方をアドバイスしてもらいましょう。

医療や医師を信頼するのは必要ですが、頼りすぎ、つまり、多くを期待しすぎたり、言われたことを妄信するのも良くありません。

「自分の人生の健康は、自分で守る」という意識を持つようにしましょう。医療を上手に活用するのです。

家族や友人との距離感で、苦しむ方も少なくありません。うつの時は孤独がつらいので、誰かがそばにいてほしい。しかし、心配されるとその対応で逆に苦しくなるということもあるからです。お互いに心地よい適切な距離感を探りましょう。

あるいは、嫌な家族がいる。面倒を見なければならない家族がいる。お付き合いは長いが今はしんどい友人がいる。

「べき」に縛られるより、自分の気持ちを優先する練習をしましょう。一人ではなかなかバランスを取りにくいので、ここでも優秀なカウンセラーと相談しながら距離を測るといいでしょう。

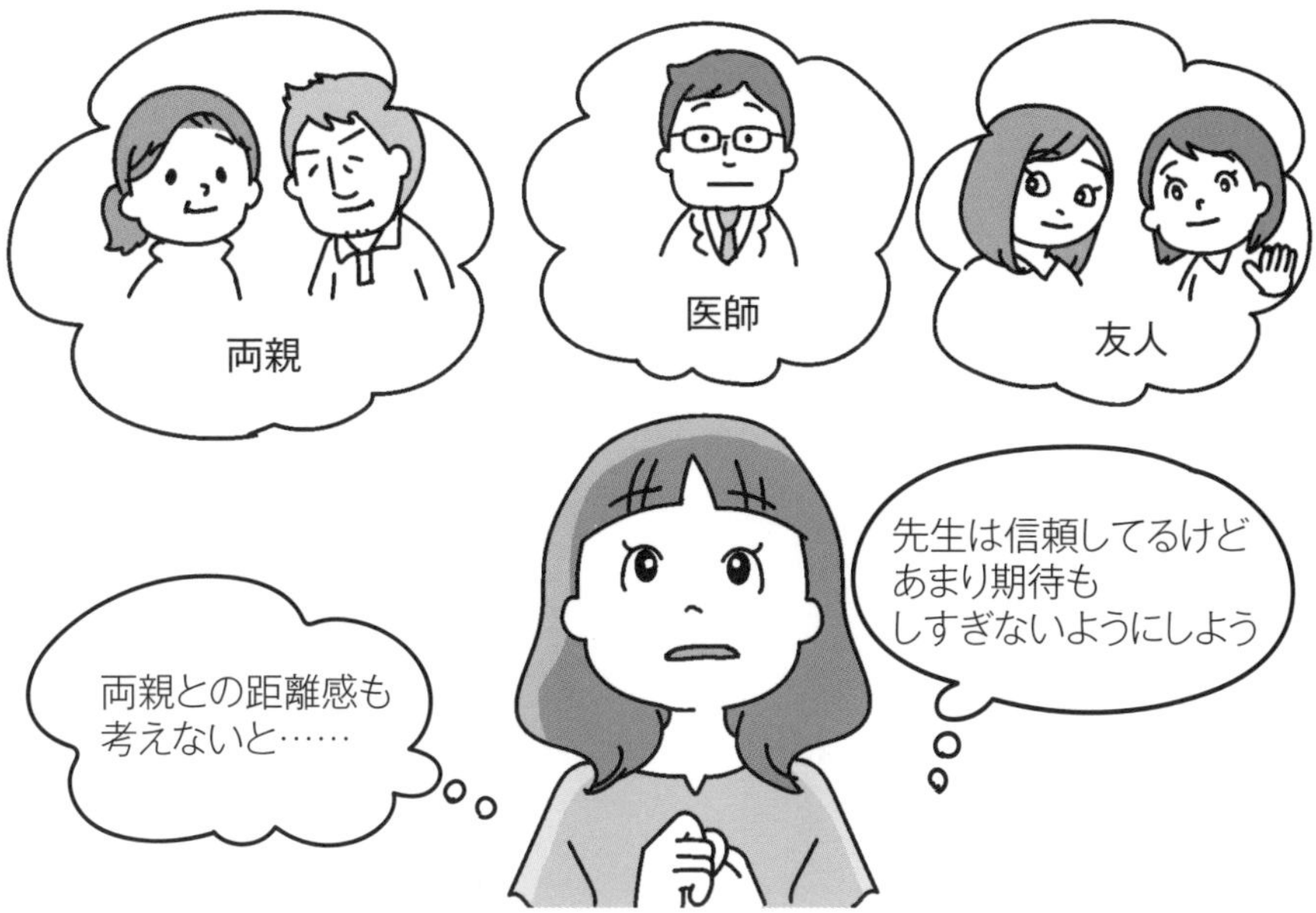
両親
医師
友人
先生は信頼してるけど
あまり期待も
しすぎないようにしよう
両親との距離感も
考えないと……

自分で自分をケアする手段を持つ

自分に合う「何か」を探してみよう

うつが徐々に回復してきても、思考の癖はしばらく残ります。この時が、不安の反復反芻思考への対処法を訓練する大チャンスです。

元気なときにも訪れる反復反芻思考をうまくやり過ごすには、「考えない」ではなく、「ほかの何かをすることをする」のが効果的です。

気晴らしのアイテムを自分なりに探しそれを実施するのは良いことですが、私が一番にお勧めするのは、人に話す事です。人に話しても問題は解決しない、と理屈で思い込んでいる人もいますが、人に相談すると「一人ではない」という実感が得られ、第3の無力感が改善してくるのです。

勇気を出して、話しやすそうな人に、相談してみてください。

体力が十分に回復し、体を動かせる状態であれば、30分程度の運動もお勧めです。第2の無力感が緩んできます。うつからの回復期に体を動かす楽しさを知り、完全回復後はマラソンに挑戦した人もいました。

もちろん今は、そこまでイメージしなくても良くて、景色を見ながら散歩する、ぐらいで十分です。日中に体を動かしておけば、寝つきがよくなり、不眠の心配も少なくなるでしょう。ヨガやピラティス、太極拳などもよいかもしれません。この時、注意しなければならないのは、つい「やりすぎ」になりがちだということです。うつになる方は、頑張り屋さんのことが多い。ストレス解消なのに、頑張りすぎてしまい、疲労を貯めたり、はまり込み過ぎて課金や人間関係の悪化などのトラブルが多くなってしまうと、逆効果になってします。

どんなアイテムが有効かは個人ごとに違います。自分で探すしかありません。またどれぐらいやるかも、試行錯誤。自分のバランスを探してください。

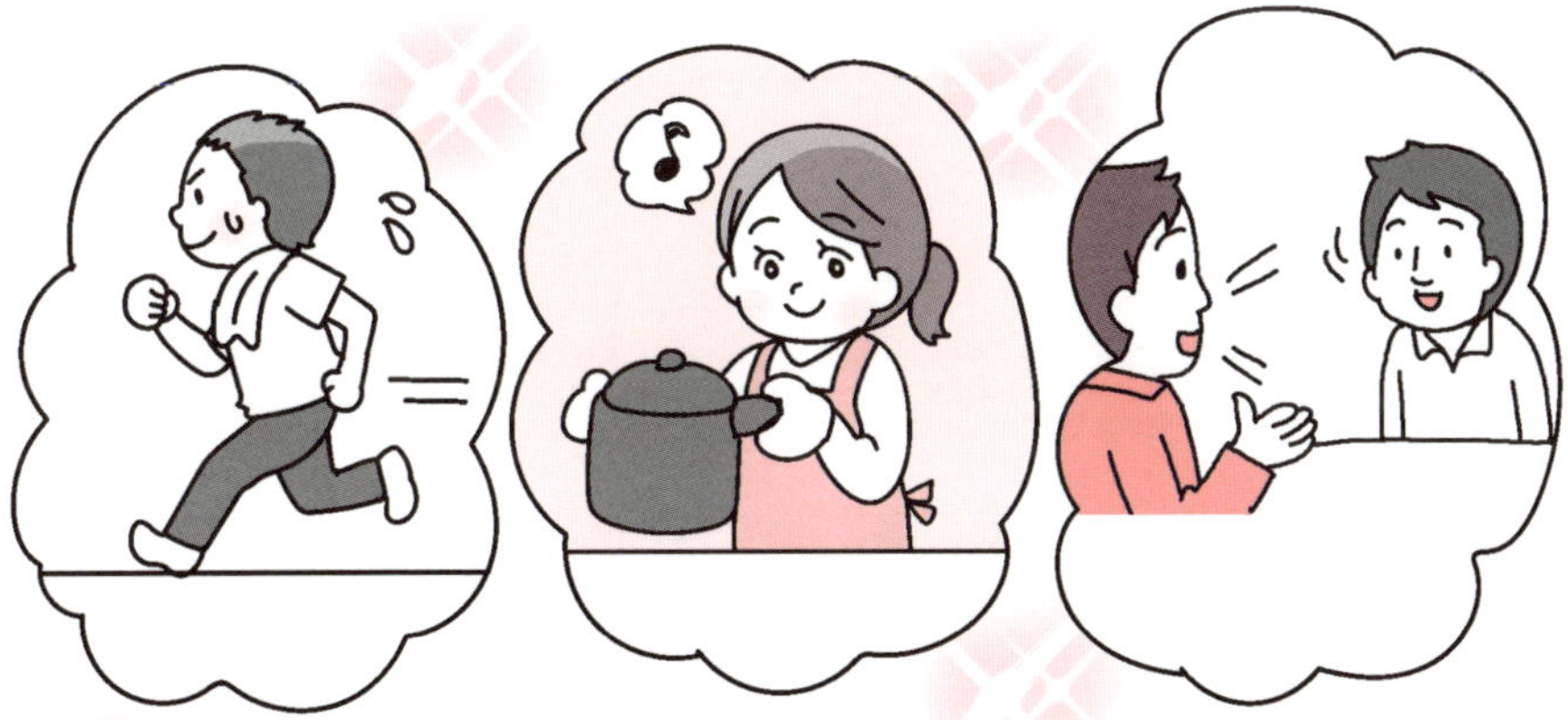

運動　　料理　　人に話す

ケアの方法にも色々ある
自分に合ったものを探してみよう

うつを糧にする

一貫せよ、から卒業する

うつは、辛いものです。それを辛いだけの体験にするか、それとも「糧」にするかは、うつを抜けるとき、抜けてからの考え方に大きく影響されます。うつを人生の汚点、避けたいもの、と考えている人は、自分の体験を隠そうとし、忘れ去ろうとします。そういう方は、自分がうつになった原因や悪化した要因なども忘れてしまい、結局またうつになってしまう可能性が高くなるのです。

一方、自分がうつを体験したことをきちんと見つめる人は、その過程で自分の弱さを受け入れるプロセスを踏みます。つらいことですが事実として受け止め、それを否定せず、そこから次の人生を立て直そうとします。「上手に諦めるけど、投げ出さない」という姿勢です。このバランスを身に着けると、今後のうつ予防になるだけでなく、人生における様々なトラブルへの対応力も大きく向上します。

最後に、うつになった皆さんの今後の糧になるだろう訓練を1つだけ紹介します。それは「一貫せよ」という信念を緩める訓練です。逆に言えば、「意見や態度は、状況により柔軟に変えていい」

ということです。どうしても、子供のころから「言行一致」「言葉や行動に責任を持ちなさい」と教えられてきました。態度を変えるのは、「うそつき」であり「信頼ない人」と感じられます。

しかし、今回うつになってわかったように、そもそも人は一貫できないものなのです。元気な時はこうしようと思っていても、エネルギーがなくなったり、病気になると、そうできない、そう思えない。ただ、それだと社会での約束が成り立ちにくいので、努力目標として「一貫せよ」が強調されたのです。ですから、一貫せよは、教育内容であっても、真実（実態）ではないのです。

一貫せよ、が強すぎると、調子が悪くなっても休むことができず、うつに進みやすくなるのです。うつになったという貴重な体験をもとに、ぜひ、状況に応じ柔軟に生きることを身に着けてほしいと思います。

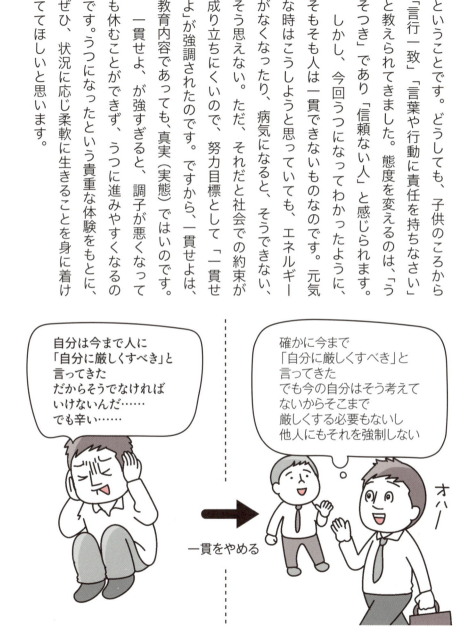

おわりに

うつというわかりにくい状態を、本人、周囲の人の視点で解説してきました。

うつの人の話を聞くと、うつの人達は、「自分の事を周囲に正しくわかってほしい」という強い願望を持っているのを感じます。逆に言うと「私は（堕落した人、怠惰な人、能力のない人、不誠実な人などと）誤解されている」と感じている方が多いのです。

周囲の理解や対応によって、その誤解感が少しでも緩むと、うつからの回復はかなり順調に進むようになるでしょう。

うつは、精神疾患と考えられていますが、私自身は人生の中での大きな学習機会（チャンス）ととらえています。うつで学ぶことはとても多いのです。自分が大切にしている信念や生活パターンなどは、自分で変えようと思ってもなかなか変えられません。

人が変わるには、モチベーションとエネルギーと、チャレンジの回数が必要です。

元気な時は、エネルギーがあっても、「本当に変わらなければ…」という必死なモチベーションはわきにくいものです。うつになると、「変わらなければ」と真剣に思いますが、当初はエネルギーがなくとても変われません。ところが、数か月かけてエネルギーが回復していく過程で、徐々に、かつ何回も、変わろうとするチャレンジをすることができるのです。

ぜひ今回のうつ機会を自分を変えるチャンスとして活用してほしいと思います。

本書では、うつの見え方の「差」について焦点を当てて解説してきましたが、どうして現代人がうつになるのか、どう予防すればいいのか、などについては紙面の都合上、割愛しました。関心がある方は、参考文献などを手に取ってみてください。

下園壮太

参考文献

『家族がうつになって不安なときに読む本』下園壮太（日本実業出版社）
『とにかくメンタル強くしたいんですが、どうしたらいいんですか？』下園壮太（サンマーク出版）
『うつ病の人の気持ちがわかる本』大野裕（講談社）
『うつの人が見ている世界』監修：大野裕、NPO法人地域精神保健福祉機構（コンボ）（文響社）
『家族のためのうつ病』監修：神庭重信（別冊NHK今日の健康）
『うつ病の人に言っていいこと・悪いこと』有馬秀晃（講談社）
『「うつ病」の再発を防ぐ本 家族と本人が知っておくべき予防法』神庭重信（大和出版）

監 修

下園壮太（しもぞの・そうた）

心理カウンセラー。MR(メンタル・レスキュー)協会理事長、同シニアインストラクター。1959年、鹿児島県生まれ。防衛大学卒業後、陸上自衛隊入隊。1996年より陸上自衛隊初の心理教官として多くのカウンセリングを手がける。自衛隊の衛生隊員(医師、看護師、救急救命士等)やレンジャー隊員等に、メンタルケア、自殺予防、コンバットストレス(惨事ストレス)コントロールについての指導、教育を行なう。2015年に退官し、現在は講演や研修、著作活動を通して独自のカウンセリング技術の普及に努めている。著書に『寛容力のコツ』(三笠書房《知的生きかた文庫》)、『自衛隊メンタル教官が教える 心の疲れをとる技術』(朝日新書)、『「気にしすぎて疲れる」がなくなる本』(清流出版)など多数。

下園壮太オフィシャルホームページ

https://www.yayoinokokoro.net/

Book Staff

イラスト：ふじいまさこ

執筆協力：大越よしはる

カバーデザイン：bookwall

校正：ペーパーハウス

イラストでわかる シーン別《べつ》
うつの人《ひと》にはこう見《み》えている

発行日　2025年　3月31日　第1版第1刷

監　修　下園《しもぞの》　壮太《そうた》

発行者　斉藤　和邦

発行所　株式会社　秀和システム
〒135-0016
東京都江東区東陽2-4-2　新宮ビル2F
Tel 03-6264-3105（販売）Fax 03-6264-3094

印刷所　三松堂印刷株式会社　Printed in Japan

ISBN978-4-7980-7458-0 C0036